# 新生儿肺脏超声
# 临床培训教程

Clinical Training Program for Neonatal Lung Ultrasonography

刘 敬 ◎ 著

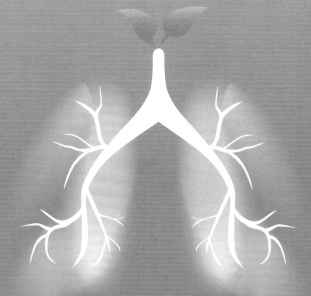

科学技术文献出版社
SCIENTIFIC AND TECHNICAL DOCUMENTATION PRESS
·北京·

**图书在版编目（CIP）数据**

新生儿肺脏超声临床培训教程/ 刘敬著.—北京：科学技术文献出版社，2021.9（2025.5重印）

ISBN 978-7-5189-7749-9

Ⅰ.①新… Ⅱ.①刘… Ⅲ.①新生儿疾病—肺疾病—超声波诊断—教材 Ⅳ.①R722.190.4

中国版本图书馆CIP数据核字（2021）第053323号

新生儿肺脏超声临床培训教程

策划编辑：郑　鹏　责任编辑：张凤娇　孙秀明　郑　鹏　责任校对：文　浩　责任出版：张志平

| | | |
|---|---|---|
| 出　版　者 | 科学技术文献出版社 | |
| 地　　　址 | 北京市复兴路15号　邮编　100038 | |
| 编　务　部 | （010）58882938，58882087（传真） | |
| 发　行　部 | （010）58882868，58882870（传真） | |
| 邮　购　部 | （010）58882873 | |
| 官　方　网　址 | www.stdp.com.cn | |
| 发　行　者 | 科学技术文献出版社发行　全国各地新华书店经销 | |
| 印　刷　者 | 北京地大彩印有限公司 | |
| 版　　　次 | 2021年9月第1版　2025年5月第2次印刷 | |
| 开　　　本 | 710×1000　1/16 | |
| 字　　　数 | 159千 | |
| 印　　　张 | 8.75 | |
| 书　　　号 | ISBN 978-7-5189-7749-9 | |
| 定　　　价 | 128.00元 | |

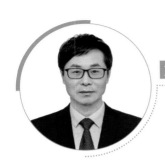

刘 敬

　　主任医师、教授、医学博士、博士研究生导师。曾在奥地利格拉兹医科大学做博士后研究、澳大利亚悉尼皇家妇产医院新生儿重症监护中心进修学习。连续入选 World's Top 2% Scientists 年度科学影响力排行榜和终身科学影响力排行榜，朝阳区"凤凰计划"领军人才。现任首都医科大学附属北京妇产医院新生儿科负责人。

　　**研究方向**：新生儿危重症救治，擅长新生儿颅脑超声和肺脏超声。出版国内第一部新生儿颅脑超声专著《新生儿脑损伤的超声诊断与临床》；出版国际上迄今仅有的新生儿肺脏超声专著《新生儿肺脏疾病超声诊断学》和 *Neonatal Lung Ultrasonography* 及国际第一部《新生儿重症超声医学》。刘敬教授是国际上最早开展新生儿肺脏超声研究的专家之一，在该领域的研究处于国际领先地位，已牵头拟定并发布了该领域国际专家共识（指南）4 项和全国性行业指南 3 项。自 2017 年 3 月以来，刘敬教授所带领的团队，肺脏超声已经全面替代 X 线检查，常规用于新生儿肺脏疾病的诊断和鉴别诊断，这是国际上迄今唯一能够用超声全面替代 X 线诊断新生儿肺脏疾病的科室。

　　**科研教学**：发表论文 360 余篇（其中 SCI 收录 100 余篇），国内国际专利 8 项。获国家自然科学基金、中国博士后科学基金特别资助金、北京市优秀人才培养专项基金等科研基金 14 项。获军队和北京市等省部级以上科学技术奖 14 项、国家科技进步二等奖 1 项。

　　**学术任职**：任亚太卫生健康协会儿科医学分会执行主席、亚太卫生健康协会儿科医学分会重症超声医学专业委员会主任委员、亚欧儿童新生儿重症超声研究会执行主席、北京整合医学学会新生儿重症医学分会会长、北京市医师协会新生儿科医师分会副会长、《中国当代儿科杂志》副主编及 30 种国内外医学杂志编委。

　　**国际评价**：2014 年美国胸廓学会专家：超声替代 X 线诊断肺部疾病是一个革命性的进展；为欧洲和北美的新生儿领域带来重要的医学信息；对欧洲和北美的新生儿肺脏疾病超声医学具有良好的教学、示范和指导作用。国际媒体如 *Google News*、*Yahoo News*、*CNN* 等全球超过 500 家网站、中央电视台"聚焦先锋榜"栏目均连续 2 次对刘敬教授所带领的团队在肺脏超声领域所取得的成就进行了详细报道。欧洲放射学家指出：新生儿"肺脏"超声应称为"刘敬 [L（i）u（ji）ng]"超声。

经过近 15 年的推广与传播，新生儿肺脏疾病超声诊断技术已被广大临床医师和超声医师所认可和接受。由于超声在肺脏疾病诊断上具有更高准确性、可靠性、便于操作及无害性等优势，使得该技术在很多医院已经开展或准备开展。本人所带领的团队自 2017 年 3 月起，肺脏超声已经全面替代 X 线检查，不但常规用于新生儿肺部疾病的诊断和鉴别诊断，而且还用于肺脏疾病的治疗和护理中，这一变革改变了医师对新生儿肺脏疾病的传统管理理念，极大地改善了患儿预后，开启了新生儿肺脏疾病远离射线损害的"绿色诊治"新时代，这也是国际上迄今唯一能够用超声彻底替代 X 线诊断新生儿肺脏疾病的科室！

我们所说"绿色诊治"主要包含了以下几层意思：①使新生患儿避免了射线损害；②同胸部 X 线相比，超声诊断新生儿肺脏疾病的敏感度更高、准确度更高、特异度更强，最大限度地减少了漏诊和误诊；③在肺脏超声监测下管理患儿，降低了呼吸机使用概率、缩短了上机时间、减少了外源性肺表面活性物质的应用、缩短了住院时间、极大地改善了患儿预后（近 5 年来本科室未发生支气管肺发育不良，近 3 年来所有患儿均痊愈出院）。因此，新生儿肺脏超声技术有必要在各级各类医院广泛开展且需要在国内外普及。

为了便于读者，尤其初学者和临床医师能够在较短时间内基本掌握这一技术，本书注重以下特点：①简明扼要、重点突出；②介绍了新生儿肺脏超声操作规范和仪器调节要点；③镶嵌了操作视频；④对每一种常见肺脏疾病的超声诊断及超声在新生儿肺脏疾病管理中的应用，均结合典型病例进行了较为详细的介绍。以上特点有助于读者较为准确地学习和掌握新生儿肺脏超声基本技术，做到"从一开始就正确"。

科学技术文献出版社为本书的出版积极筹划、细心编辑，为保证顺利出版做出了积极贡献。长期以来，我院领导大力支持新生儿肺脏超声技术开展，为本技术的应用、普及和推广做出了重要贡献，在此深表感谢！

目前，对肺脏超声技术的研究仍在继续深入，对肺脏超声技术的认识也会随之改变。因此，本书难免存在不足、疏漏，甚至错误之处，将在再版时予以修订更正。也请读者不吝赐教，共同促进肺脏超声技术的进步！

首都医科大学附属北京妇产医院
2025 年 5 月于北京

# 目 录

# 第一章

## 正常肺脏解剖概要

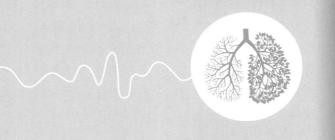

# 第一节　肺脏的发育

　　肺脏位于膈肌上方、纵隔两侧的胸腔内。肺脏是胎儿出生后适应外界生活最重要的器官，出生时胎儿-胎盘循环的中断与肺循环立即建立并进行有效气体交换是胎儿适应宫外生活的先决条件。经典的肺脏发育可以分为 5 个时期。

　　一、胚胎期

　　胚胎第 3~第 7 周为肺脏发育的胚胎期（embryonic period），该期的主要特征是肺芽、气管、初级支气管和主支气管的形成。原肠腹壁侧的气管憩室在胚胎第 3~第 4 周（26 天）时末端膨大并分成左、右侧肺芽，这是支气管和肺脏形成的原基。两个肺芽向后腹侧生长，进入间叶组织，第 33 天分别形成左、右主支气管，第 37 天形成叶支气管（左侧 2 支、右侧 3 支，肺动脉也在此时开始发育，静脉结构稍晚出现）、第 42 天形成段支气管、第 48 天形成次段支气管，最终发育形成支气管树。在此期形成的各级管道系统均为未分化的高柱状上皮细胞覆盖。

　　二、假腺期

　　胚胎第 7~第 16 周为肺脏发育的假腺期（pseudoglandular period），是传导性气道从支气管树到终末细支气管的形成期。此期的特点是 15~20 级的支气管不断分支形成胎肺。在胚胎期形成的未分化上皮细胞，在此期将分化为特定的细胞类型。第 9~第 10 周，上皮细胞开始分化。胚胎第 13 周，近端气道原未分化的柱状上皮细胞开始分化，并继续分化为纤毛细胞、杯状细胞、基底细胞和肺神经内分泌细胞。远端气道原立方细胞或低柱状细胞分化为远端气道上皮细胞，并进一步分化为Ⅱ型上皮细胞。至胚胎第 14 周，肺脏的主要动静脉也开始形成。

　　三、小管期

　　胚胎第 17~第 27 周为小管期（canalicular period），也称为管道形成期。这个时期的标志性特征是Ⅰ型和Ⅱ型肺泡上皮细胞的分化、肺泡肺毛细血管床和肺泡肺毛细血管屏障的形成，即在此阶段已经出现：①肺泡；②气血屏障分化；③气道上皮细胞分化：胚胎发育至第 20 周时，富含糖原的柱状上皮细胞的细胞质内聚集了呈多泡状结构且细小的板层小体的前体，并逐渐形成板层小体。至胚胎第 24 周后，肺泡Ⅱ型上皮细胞即开始合成和分泌表面活性物质，Ⅰ型上皮细胞形成的细胞层具有气体交换功能。由于此时已经建立了气体交换功能，因而出生的新生儿已有存活可能。可见，小管期是肺脏生长发育的重要里程碑。

## 四、终末囊泡期

胚胎第 28~ 第 36 周为终末囊泡期（terminal sac period），此时远端支气管不断延长、分支和扩张，最终形成囊泡。随着囊泡管膨胀，外周气道扩张、气道壁变薄，肺脏的潜在气体容量和表面积进一步增加，为气体交换提供了可能。同时，Ⅰ型和Ⅱ型上皮细胞进一步分化，尤其是含有板层小体的Ⅱ型细胞明显增加。随着肺泡隔、毛细血管、弹力纤维和胶原纤维的出现，自终末囊泡开始逐渐肺泡化。

## 五、肺泡期

胚胎第 37 周至出生后 2~3 岁（或 8 岁）是肺泡期（alveolar period），为肺泡化和微血管成熟期，此期为肺脏发育最关键的阶段。新生儿正常出生时肺泡数量有 0.5 亿 ~1.5亿个，但肺泡的增殖至少持续到 2~3 岁（甚至 8 岁），至成年时可达 5 亿个（3 亿~8 亿个）。肺脏拥有在生长发育过程中持续产生新肺泡的潜能，被认为是支气管肺发育不良患儿在后期可以恢复的基础。

# 第二节　肺脏的结构

肺脏位于胸腔内、纵隔两侧。两肺外形略有不同，左侧肺脏狭长、右侧肺脏短而宽。两侧肺脏在整体外观上呈圆锥形，每侧肺脏均分为肺尖、肺底、肋面、纵隔面和膈面，以及前、后、下 3 个缘。肺尖圆钝，突出于锁骨之上，最高点接近锁骨的胸骨端，达第一胸椎水平。膈面即肺底，位于膈肌上方，略向上凹陷，呈半月形。肋面对向肋骨和肋间隙，与胸壁的外侧壁和前后壁相邻。内侧面朝向纵隔，中央部呈椭圆形的凹陷称为肺门，肺门内有支气管、肺动静脉、支气管动静脉和神经、淋巴管等出入，它们共同被结缔组织包绕形成肺根。肺脏的前缘锐利，位于前肋面与纵隔面之间。肺脏下缘位于膈肌之上，位置随呼吸运动而变化。肺脏后缘圆钝，在脊柱两侧的肺沟中，为肋面与纵隔面在后方的移行处。左侧肺脏由斜裂自后向下分为上、下两叶。右侧肺脏除斜裂外，还有一水平裂，将右侧肺脏分为上、中、下 3 叶（图 1-2-1）。尸体解剖发现，水平裂发育完全者不到 20%，右斜裂发育完全者不到 30%，近 1% 的个体完全无叶间裂。两侧肺脏下界的位置基本一致，前胸部肺脏下界位于第 6 肋骨水平，至锁骨中线处达第 6 肋间隙，腋中线处达第 8 肋间隙，后胸部于肩胛线处位于第 10 肋间隙（图 1-2-2）。每一肺段支气管及其分支分布区的全部肺脏组织统称为支气管肺段，简称肺段。右侧肺脏上叶分为尖段、后段和前段，中叶分为内侧段和外侧段，下叶分为内基底段、前基底段、外基底段、后基底段和背段。左侧肺脏上叶分为尖后段、前段和舌段（又分上舌叶和下舌叶），下叶分为背段、前内基底段、外基底段和后基底段。肺脏有双重循环系统，除接收肺循环外还接收支气管循环的血液供应。肺动脉干起自右心室，在左主支气管前方向左后上行，至主动脉弓下方，平第4胸椎高度分为左、右侧肺脏动脉。右侧肺脏动脉较长，经升主动脉和上腔静脉后方，奇静脉弓下方入肺门；左侧肺脏动脉较短，在胸主动脉前方和左主支气管前上方入肺门。肺静脉每侧2条，分别称为上肺静脉和下肺静脉，由肺泡周围毛细血管逐级汇集而成。上肺静脉在主支气管和肺动脉下方行向内下，平第3肋软骨高度穿心包入左心房。下肺静脉水平向前，平第4肋软骨注入左心房。

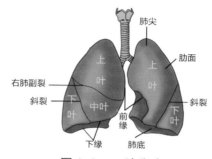

图 1-2-1　肺分叶

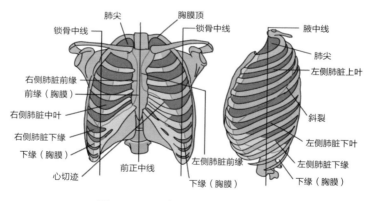

图 1-2-2　肺脏及胸膜体表投影

## 第三节　气管 - 支气管

气管自颈前部正中沿着食管前方下行进入胸廓内，在平胸骨角即第4、第5胸椎水平处分为左、右主支气管，分别进入左侧、右侧肺脏内。成年人右支气管长 1.9~2.6 cm，外径为 1.2~1.5 cm，与气管延长线角度为 22°~25°；左支气管长 4.5~5.2 cm，外径为

0.9~1.4 cm，与气管延长线角度为 22°~25°。

气道从气管开始逐渐分支、变细直到肺泡，共经历了 24 级分级，从气管—左、右主支气管—叶支气管—段支气管—终末细支气管—呼吸性支气管—肺泡管—肺泡囊—肺泡，整个支气管呈树状，称支气管树（图 1-3-1）。自叶支气管至终末细支气管，共 16 级气道构成传导性气道，称为导气部；自呼吸性细支气管—肺泡共 8 级，均有肺泡参与气体交换，构成肺的呼吸区，称为呼吸部。

1 级支气管：左、右主支气管，经肺门进入肺内。

2 级支气管：叶支气管，主支气管在肺叶内的分支。其中右侧分 3 支，分别进入右侧肺脏的上、中、下 3 个肺叶；左侧分 2 支，分别进入左侧肺脏的上、下 2 个肺叶。

3~4 级支气管：肺段支气管，肺叶支气管在各肺叶内的继续分支，进入肺段，左侧肺脏 8 支、右侧肺脏 10 支。

5~10 级支气管：段支气管反复分支，成为小支气管。

11~13 级支气管：小支气管继续分支，形成细支气管。

14~16 级支气管：终末细支气管，由细支气管继续分支形成。

17~19 级支气管：呼吸性细支气管。

20~22 级：肺泡管。

23 级：肺泡囊。

24 级：肺泡。

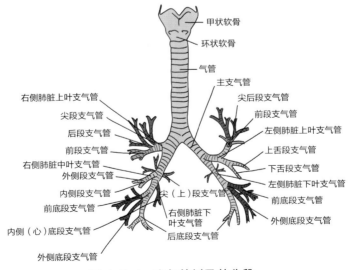

图 1-3-1　支气管树及其分段

# 第四节　胸膜与胸膜腔

胸膜即衬覆在胸壁内面和肺脏表面的浆膜。胸膜有 2 层，其中覆盖在肺脏表面的胸膜称为脏层胸膜（visceral pleura），紧贴于肺脏的表面，与肺脏实质紧密结合，在肺叶间裂处深入于裂内，包被各肺叶。覆盖在胸廓内面、膈上面和纵隔上的胸膜称为壁层胸膜（parietal pleura），分为 4 个部分。顶胸膜：是指包被在肺尖上方的部分，呈穹隆状突入颈部，在成年人高出锁内侧 1/3 上方 2~3 cm；肋胸膜：贴在胸壁内面的部分，与胸壁易于剥离；纵隔胸膜：呈矢状位，贴附于纵隔两侧，其中部包绕肺根后移行于脏胸膜；肺韧带：在肺根下方的部分；膈胸膜：与膈上面紧密结合的部分。

胸膜的前界（肋纵隔反折线）：从两侧胸锁关节后方起始，向上于第 1 肋的内缘与颈胸膜相续；向下达胸骨角后方，在正中矢状平面彼此靠拢，直至第 4 肋软骨，两侧又行分离。左侧则偏向外，斜行经过第 4 肋间隙、第 5 肋及第 5 肋间隙，至第 6 肋软骨处转为下界。据我国研究资料表明，左胸膜前界常位于胸骨后方不超过左胸骨线者占 42%；因此，在第 5 肋间隙沿左胸骨线进行心包穿刺有穿破胸膜的危险。右侧则继续下降，在剑胸结合的后面接续下界，左、右胸膜前界未完全靠拢，留有 2 个三角形间隙，在胸骨角以上者称上胸膜间区，内有胸腺及脂肪；在第 4 肋软骨以下者称下胸膜间区（心包区），此处心包直接与胸壁相贴，称为心包裸区。胸膜下界（肋膈反折线）：左侧自第 6 肋软骨后方向外延续；右侧始于平剑胸结合处。此后两侧基本相同，均经过 4 个点，即锁骨中线与第 8 肋的交点、腋中线与第 10 肋的交点、肩胛线与第 11 肋的交点和骶棘肌外缘与第 12 肋的交点，最后在正中矢状平面约平第 12 胸椎棘突根。胸膜下界在胸骨和第 12 肋两处，可低于胸廓下界。左、右胸膜前界在胎儿期多为分离型，出生后随呼吸功能的发育而逐渐接近、靠拢（图 1-2-2）。

两层胸膜在肺根部和肺韧带处互相折返移行，围成左、右 2 个完全密闭的腔隙，称为胸膜腔。胸膜腔内为负压，使两层胸膜紧密相贴，构成一个潜在的无气空腔。但其内存在少量浆液，以减少呼吸时两层胸膜之间的摩擦。

胸膜腔的某些部位并未被肺充满，而是留有一定的间隙，称为胸膜隐窝（胸膜窦），位于相邻壁胸膜转折处，其中，两侧的肋胸膜与膈胸膜于肺下界以下处转折形成的胸膜窦称为肋膈窦，有 2~3 个肋间高度。由于肋胸膜位置最低，即使在深吸气时也不能完全被扩张的肺充满；如有积液，在立位时也常集聚于此。

# 第五节　胸部体表标志

胸部有很多体表标志，此处仅介绍在肺脏超声检查时可能用到的体表标志。

## 一、骨骼标志

### （一）胸骨

胸骨（sternum）位于胸廓前正中，连接两侧的肋骨和锁骨，分为胸骨柄、胸骨体和剑突 3 部分。

1. 胸骨柄（manubrium sterni）：位于胸骨的上部，外形略呈六角形。胸骨柄上缘中部为颈静脉切迹，在成年人约平第 2 胸椎下方的椎间盘，上缘外侧的卵圆形关节面称为锁骨切迹，与锁骨的胸骨端相连，下缘与胸骨体相连。

2. 胸骨体（corpus sterni）：胸骨的中间部分，其上缘与胸骨柄相接，下缘与剑突相结合。胸骨体下部的两侧与第 7～ 第 10 肋软骨连接。

3. 剑突（xiphoid process）：是指胸骨体下端的突出部分，呈三角形，下端游离，底部与胸骨体相连。剑突可作为肝脏测量的标志。临床上进行心包穿刺时，从左剑肋角区，斜 30°~40°，向上后进针，扎入心包前下窦，抽取心包积液。在其上方 2~3 横指处，可行胸外心脏按压，紧急抢救患儿。

### （二）胸骨角

胸骨柄与胸骨体的连接处微向前突形成。两侧平对第 2 肋，是计数肋骨和肋间隙顺序的主要标志。此平面还标志支气管分叉、心房上缘、上下纵隔分界和胸导管由右转向左行即相当于第 4、第 5 胸椎间的椎间盘水平。

### （三）肋骨与肋间隙

肋骨共 12 对。除被锁骨和肩胛骨遮挡的部分外，其他均能在胸壁触及。在背部与相应的胸椎相连，由上方向前下方倾斜。在前胸，第 1～ 第 7 肋骨在前胸部通过各自的肋软骨与胸骨相连，而第 8～ 第 10 肋软骨通过上一肋软骨与胸骨相连，第 11～ 第 12 肋骨不与胸骨相连，称为浮肋。肋间隙为 2 个肋骨之间的空隙，第 1 肋骨下面的间隙为第 1 肋间隙、第 2 肋骨下面的间隙为第 2 肋间隙，其余以此类推。左侧第 5 肋间隙为心尖搏动、第 1 心音听诊处，左侧第 2 肋间隙可进行第 2 心音听诊。对心脏骤停患儿进行紧急抢救穿刺时，沿胸骨左侧第 4 肋间隙垂直扎进，行心内注射，多注入右心室。第 8 肋间隙与腋后线相交处，常用于胸腔穿刺和胸腔闭式引流。

### （四）肩胛骨与肩胛下角

肩胛骨位于后胸壁第 2～第 8 肋骨。肩胛骨呈三角形，其下部尖端称肩胛下角；被检查者取坐位或直立位两上肢自然下垂时，肩胛下角平第 7 肋骨水平或第 7 肋间隙，是背部计数肋或肋间隙的重要标志；两侧肩胛骨下角的连线平对第 7 胸椎棘突；脊柱棘突是后正中线的标志；肩胛下角下部 1~2 横指处，为听诊三角所在区，是开胸手术最佳入路及背部听诊呼吸音清楚的部位；脊柱棘突是后正中线的标志，位于颈根部的第 7 颈椎棘突最为突出，其下为第 1 胸椎，常以此作为计数胸椎的标志。

### （五）脊肋角

脊肋角指第 12 肋与脊柱的夹角。临床常在此行肾囊封闭。当有肾炎、肾结核、肾结石等肾病时，触压或叩击肾区，可引起不同程度的疼痛。

二、垂直线标志

1. 前正中线：通过胸骨的正中线，上端位于胸骨柄上缘的中点，向下通过剑突中央的垂直线。

2. 胸骨线（左、右）：沿胸骨边缘与前正中线平行的垂直线。

3. 胸骨旁线（左、右）：通过胸骨线和锁骨中线中间的垂直线。

4. 锁骨中线（左、右）：通过锁骨的肩峰端与胸骨端两者中点做与前正中线平行的垂直线，即通过锁骨中点向下的垂直线。

5. 腋前线（左、右）：上肢向外侧方平举，与躯体呈 90°以上时，通过腋窝前皱襞沿前侧胸壁向下的垂直线。

6. 腋后线（左、右）：通过腋窝后皱襞沿后侧胸壁向下的垂直线。

7. 腋中线（左、右）：自腋窝顶于腋前线和腋后线之间向下的垂直线，与腋前线和腋后线距离相等。

8. 后正中线：脊柱中线，是指通过椎骨棘突或沿脊柱正中下行的垂直线。

9. 肩胛线（左、右）：双臂下垂时通过肩胛下角做与后正中线平行的垂直线，也称肩胛下角线。

2

第二章

# 新生儿肺脏超声基础

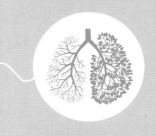

# 第一节　新生儿肺脏超声常用术语

## 一、胸膜线与肺滑动征

胸膜线（pleural line）是由于胸膜与肺表面气体存在声阻抗差异所形成的强回声反射，在超声下呈光滑、清晰、规则的线性高回声（图2-1-1）；如胸膜线消失、粗糙模糊、不规则或不连续等均为异常。当探头与肋骨垂直扫查时，在实时超声下，于胸膜线处可见脏层胸膜与壁层胸膜随肺脏呼吸运动而产生一种水平方向的相对滑动，称为肺滑动征（lung sliding），简称肺滑（动图2-1-2）。

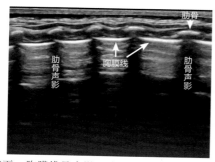

在B型超声下，胸膜线呈光滑、清晰规则的线性高回声。胸膜线上方高回声反射为肋骨，肋骨下无回声影像为肋骨声影。

**图2-1-1　胸膜线**

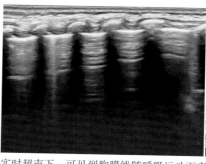

实时超声下，可见到胸膜线随呼吸运动而产生的一种水平方向的相对滑动。如肺滑消失，对气胸的诊断有重要价值。

**动图2-1-2　肺滑动征**

## 二、A-线与竹节征

A-线（A-line）是指当声束与胸膜垂直时，因混响效应形成多重反射而产生的一种与胸膜线平行的线性高回声，位于胸膜线下方，超声下呈一系列与之平行的光滑、清晰、规则的线性高回声，彼此间距相等，回声由浅入深逐渐减弱至消失。由于胸膜线与A-线等间距平行排列，在B型超声下形成一种竹节样表现的征象，称为竹节征（bamboo sign）（图2-1-3）。竹节征可见于正常新生儿或气胸患儿。

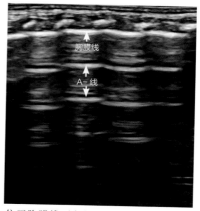

位于胸膜线下方的一系列与之平行的线性高回声反射即为A-线。等间距平行排列的胸膜线与A-线形成竹节征。

**图2-1-3　A-线与竹节征**

### 三、B-线、融合 B-线、致密 B-线、肺间质综合征与白肺

起始于胸膜线并与之垂直、呈放射状发散至肺野深部，直达扫查屏幕边缘且回声无衰减的线性高回声称为 B-线（B-line）。当探头与肋骨垂直扫查时，如整个肋间隙内表现为密集存在的 B-线而肋骨声影仍清晰显示，这种密集的 B-线称为融合 B-线（confluent B-line）；如肺野内存在过于密集的 B-线时，则可能导致整个扫查区域内的肋骨声影几近消失，这种能够导致整个扫查区域内肋骨声影基本消失的 B-线称为致密 B-线。如果双侧肺脏的每个扫查区域内均表现为致密 B-线（compact B-line），则称为白肺（图 2-1-4）。

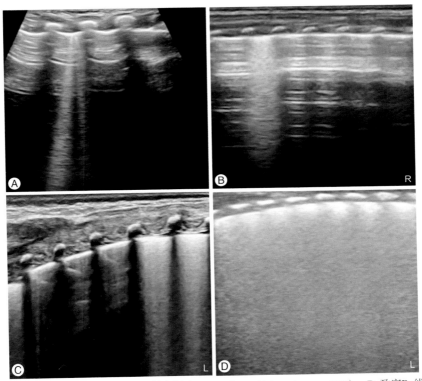

A. B-线；B. 融合B-线；C. 肺间质综合征（alveolar interstitial syndrome，AIS）；D. 致密B-线。

图 2-1-4　不同类型的 B-线

### 四、肺实变与肺搏动

在超声影像上呈肝样变的肺组织称为肺实变（lung consolidation），可伴有支气管充气征（air bronchogram）或支气管充液征（fluid bronochogram），严重者在实时超声下可见动态支气管充气征（dynamic air bronchogram）或动态支气管充液征（dynamic fluid bronochogram）（图 2-1-5~ 动图 2-1-7）。如当肺实变范围较大、程度较重而接近心脏边缘时，则在实时超声下可见实变肺组织随心脏的搏动而搏动，称为肺搏动（lung pulse）（动图 2-1-8）。

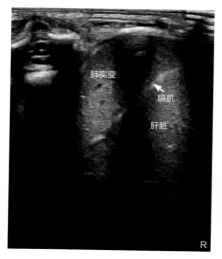

肝脏、膈肌和超声下呈肝样变的肺组织，即肺实变。

**图 2-1-5　肺实变**

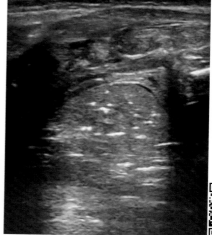

实变肺组织内的高回声反射即支气管充气征，在实时超声下可见该充气征在实变肺组织内随着呼吸运动而运动，即为动态支气管充气征。

**动图 2-1-6　动态支气管充气征**

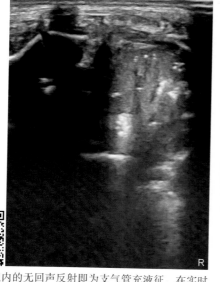

实变肺组织内的无回声反射即为支气管充液征，在实时超声下可见该充液征在实变肺组织内随着呼吸运动而运动，即为动态支气管充液征。

**动图 2-1-7　动态支气管充液征**

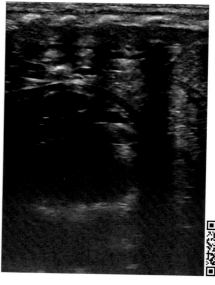

实时超声下，可见实变的肺组织随心脏的搏动而搏动，即肺搏动。提示肺实变范围较大、程度较重。

**动图 2-1-8　肺搏动**

## 五、碎片征

在超声影像上，实变肺组织与充气肺组织的交界区所形成的不规则高回声反射，形似碎片，称为碎片征（shred sign）（图 2-1-9）。

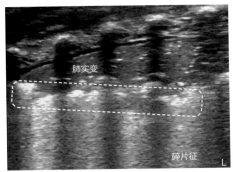

实变区内的高回声反射为支气管充气征，而位于实变区边缘（方框内）的高回声反射则为碎片征。

图 2-1-9 碎片征

## 六、肺点

在实时超声下，随着吸气和呼气运动，肺滑存在与消失交替出现的分界点称为肺点（lung point）（动图 2-1-10，图 2-1-11）。可准确定位气胸时气体的边界，对轻-中度气胸的诊断与鉴别具有特异度价值。

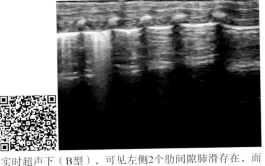

实时超声下（B型），可见左侧2个肋间隙肺滑存在，而右侧4个肋间隙肺滑消失，二者之间交替出现的分界点即为肺点。

动图 2-1-10 肺点

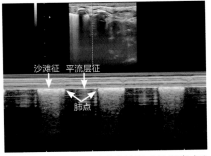

实时M型超声下，可见沙滩征（肺滑存在）与平流层征（肺滑消失）交替出现的分界点，即为肺点。

图 2-1-11 肺点

## 七、肺岛

在超声影像上周围被水肿包绕，至少有 1 个肋间隙胸膜线与 A-线清晰显示的肺组织区域，称为肺岛（spared areas）（图 2-1-12）。超声发现肺岛，需要注意排除轻度气胸。

## 八、沙滩征与平流层征

在M型超声下，可见由胸膜线、胸膜线上方波浪线样的线性高回声及其下方由肺滑产生的均匀颗粒样点状回声共同形成的一种海滨沙滩样表现的超声影像，称为沙滩征（sandbeach sign）或海岸征（seashore sign）。当肺滑消失时，则胸膜线下方的颗粒样点状回声被一系列平行线所替代，称为平流层征（stratosphere sign）或条形码征（barcode sign）（图 2-1-13）。

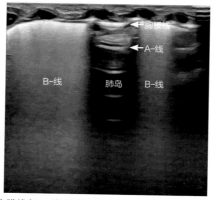

两侧为水肿肺组织、中间1个肋间胸膜线与A-线显示清晰，此征象即为肺岛。可见于正常新生儿或轻度气胸患儿。

**图 2-1-12　肺岛**

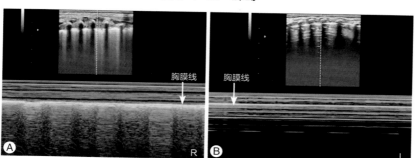

A. 沙滩征：肺滑存在，胸膜线上的线性高回声、胸膜线与其下的均匀点状颗粒样高回声共同构成沙滩征；B. 平流层征：肺滑消失，胸膜线上的线性高回声、胸膜线与其下的线性高回声共同构成平流层征。

**图 2-1-13　沙滩征与平流层征**

## 九、磨玻璃征

磨玻璃征（ground-glass opacity sign，GOS）是一种在超声影像上类似磨玻璃样表现，而支气管充气征尚不明显的轻度肺实变。其特点是近场回声较强、由近场至远场回声逐渐减弱，探头沿着肋间隙平行扫查更易于显示这种轻微病变。磨玻璃征是轻度 RDS 的特异性超声征象。

## 十、雪花征

雪花征（snowflake）是一种在超声影像上类似雪花样表现，且存在明显支气管充气征的肺实变。其特点是超声上可见明显点状、斑片状或细线样支气管充气征，垂直或平行扫查均易于发现。雪花征是中度及以上 RDS 的特异性超声征象。

# 第二节 新生儿正常肺脏超声影像学表现

## 一、新生儿正常肺脏超声表现

在 B 型超声下呈竹节征（图 2-1-3）、在 M 型超声下呈沙滩征（图 2-1-13A）、在实时超声下可见肺滑动征（动图 2-1-2）。胸膜线与 A-线清晰可见，均呈光滑、规则的线性高回声，二者等间距平行排列，在肺野内由浅入深，A-线逐渐减弱至最后消失。无（＞7 天）或仅有少数几条 B-线（＜7 天）或彗星尾征。无肺泡-间质综合征和胸腔积液，无肺实变。

## 二、注意事项

1. 只要肺滑存在，在 M 型超声下即呈沙滩征；因此，沙滩征并不仅见于正常肺脏超声影像，其他如在水肿、实变等存在的情况下也呈沙滩征。

2. 气胸时，在 B 型超声下也表现为竹节征，因此，不能仅依赖 B 型超声下呈竹节征判断是否正常。

3. 除气胸外，肺滑消失还见于大面积的严重肺不张、胸膜粘连等疾病；因此，肺滑消失不能肯定气胸的诊断。

# 3
第三章

## 新生儿肺脏超声检查方法

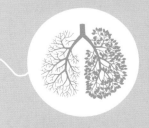

# 第一节　肺脏超声检查方法

## 一、患儿准备

### （一）保持患儿安静状态

检查时应避免患儿哭闹，使其保持安静状态。但并不主张给患儿使用镇静剂，必要时可给予安抚奶嘴以示安慰。由于检查的目的主要是为了了解和判断肺部病情，所以，只要对结果判断无影响，患儿的少许活动并不影响检查操作。

### （二）患儿体位

检查时宜将患儿置于合适体位，既方便检查、不引起患儿不适，又不影响对重症患儿的治疗，尤其是呼吸机治疗。通常可将患儿置于俯卧位、仰卧位或侧卧位。由于背部比较平整，与探头的吻合较好，又避开了胸腺、心脏和大血管的干扰，因此，我们平时更喜欢从背部检查。实际上，从背部检查也可以发现绝大多数肺部病变。但在实际工作中，应根据患儿当时所处的体位，从最方便检查的部位开始检查，不必拘泥于固定的流程。如当患儿处于仰卧位时，可以先检查前胸部和腋下区域；当患儿处于侧卧位时，可以先检查腋下和背部；而当患儿正好处于俯卧位时，可以先检查背部和腋下。多数情况下，对某1、2个肺野或分区进行检查后，即可明确诊断；因此，对于重症患儿，为了争取抢救、治疗时间和减少对患儿的不良刺激，没有必要对所有分区均进行全方位扫查。而对于高度怀疑肺部疾病的轻症患儿，当部分肺野扫查而没有发现异常时，则需对每一肺野和分区均进行仔细扫查[1]。

## 二、肺脏分区与扫查方法

通常以腋前线、腋后线为界，将肺脏分成前、侧、后3个区域，即两侧肺脏被分为6个区域（6区分区法）[2-4]（图3-1-1）。为防止遗漏，还可以两侧乳头连线为界，把每侧肺脏分成上、下2部分，这样双侧肺脏就被分成12个区域（12区分区法）[2-4]。但对超早产儿和超低出生体重儿而言，由于腋下区域范围很小，可不再进一步分区，即将腋下部位作为一个区域，此即10区分区法[5,6]，为便于标记和描述病变部位，在实际工作中可采用R/L1~6分区标记法，即R代表右侧肺脏（R1：右前上，R2：右前下，R3：右腋上，R4：右腋下，R5：右后上，R6：右后下）；L代表左侧肺脏（L1：左前上，L2：左前下，L3：左腋上，L4：左腋下，L5：左后上，L6：左后下）[2]。在进行肺脏超声检查时，需对肺脏的各个区域进行纵向（探头与肋骨垂直）或横向（探头沿肋间隙走行）扫查，以纵向扫查（与身体纵轴平行）最为重要和常用；而沿着肋间隙的平行扫查，往往有助于发现局限于某一肋间和胸膜下的细小病变。但无论是垂直扫查还是平行扫查，均遵循从上到下、从内到外的原则。

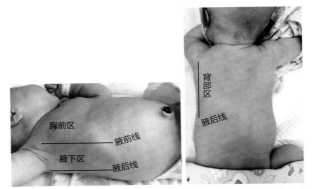

此为六区分区法；如以乳头连线为界再次分区，即为十二区分区法。

**图 3-1-1　肺脏分区方法**

# 第二节　仪器与探头选择

## 一、仪器与探头选择

新生儿肺脏超声检查需要使用高档超声仪器和高频线阵探头，探头频率在 10 MHz 以上（通常为 12~14 MHz），以保证足够的分辨率，能够发现微小病变。通常体重越低、胎龄越小，需要探头频率越高；当患儿较大或较为肥胖导致穿透力不足时，可以降低频率或改为略低频率的线阵探头检查。新生儿肺脏超声检查很少使用凸阵探头。检查前后，对探头及其连线均应进行消毒处理，以防止患儿之间的交叉感染。

## 二、扫查模式

最常用的扫查模式是二维超声检查。实际上，二维超声可对大多数肺部疾病做出明确诊断。M 型超声的最大用处是协助诊断气胸，尤其对于初学者有帮助[3]。偶有需要使用彩色多普勒超声对血管、气管及动静脉进行鉴别诊断的情况[1-3]。必要时，可进行宽景成像扫查（extended view），即当沿着探头标志点侧向滑动探头时，可将采集的每一帧图像构建成一幅扩展图像，即宽景成像扫查。该图像比探头的扫查视野要宽很多，可以全面展示感兴趣区和其比邻结构，从而有助于全面评估每一肺脏的整体状况（图 3-2-1）。当进行宽景成像扫查时，保持探头在初始状态，沿着探头标志点方向匀速滑动探头，不可倒退或改变探头前进方向。

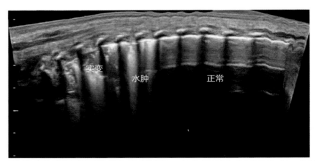

宽景成像有助于显示整个肺野内不同部位病变情况，自上而下依次显示实变、水肿和正常图像。

图 3-2-1　宽景成像

# 第三节　仪器调节基本技巧

目前，市面上的超声仪器基本都没有预先设置适合肺脏检查的条件。操作者需要自己或邀请相关专业人员予以设置。首先通常可以选择适合小器官（如甲状腺）检查的条件，然后进行微调。

## 一、扫查深度

根据患儿胎龄和出生体重大小，扫查深度通常调至 4~5 cm 范围内；胎龄小、体重低的患儿深度稍浅，而胎龄大、体重大的患儿深度也稍深（图 3-3-1）。

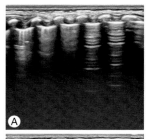
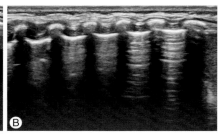
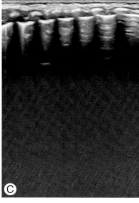

同一患儿、同一部位、同一探头、不同扫查深度。A. 扫查深度4.8 cm，整幅图像显得适中，较为美观；B. 扫查深度3 cm，整幅图像显得宽度过宽、深度过浅，远场信息显示不全，图像不够美观；C. 扫查深度7.3 cm，整幅图像显得宽度过窄、深度过深，远场无任何信息显示，图像也不够美观。

图 3-3-1　扫查深度对图像质量的影响

## 二、聚焦点数量和位置

聚焦使声束变窄，改善图像的侧向分辨率。在聚焦点位置，图像的侧向分辨率最好，远离聚焦点位置时，侧向分辨率下降。因此，可以采用多点聚焦来改善图像从近场到远场所有区域的侧向分辨率。但聚焦点数目增加，帧频会下降。在新生儿期，尤其是有心肺疾病的患儿，因其呼吸频率增快，需要较高的帧频捕获信息。因此，在新生儿肺脏超声检查时，一般采用1~2个聚焦点，聚焦点放置在胸膜线的位置，以显示清晰胸膜线；同时也使A-线显示较为清晰；当聚焦点远离胸膜线时，不仅胸膜线显示模糊，A-线也模糊（图3-3-2）。

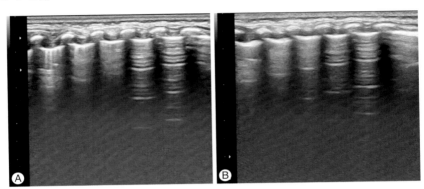

A.聚焦点靠近胸膜线处，胸膜线与A-线均显示清晰；B.聚焦点位于远离胸膜线的肺野深部，胸膜线与A-线均弱化。

**图3-3-2 聚焦点位置对图像质量的影响**

## 三、基波成像与谐波成像

A-线与B-线均是肺脏超声检查需要观察的重点项目，基波成像可使A-线和B-线均显示更清楚，远场信息也显示较充分；而谐波成像时虽图像更为细腻，但使A-线与B-线均显示不清，远场信息也被弱化（图3-3-3，图3-3-4）。因此，在对新生儿进行肺脏超声检查时，建议使用基波成像，而不使用谐波成像。

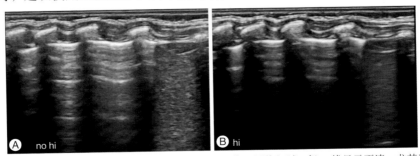

A.基波成像：A-线显示清楚，远场信息显示充分；B.谐波成像：图像细腻，但A-线显示不清、尤其远场信息被明显弱化。

**图3-3-3 基波和谐波成像对A-线的影响**

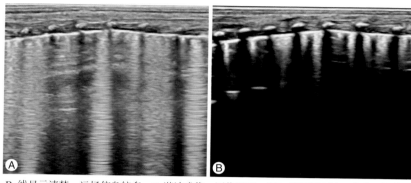

A. 基波成像：B-线显示清楚、远场信息较多；B. 谐波成像：图像细腻，但B-线显示不清、尤其远场信息被明显弱化。

**图 3-3-4　基波和谐波成像对 B-线的影响**

## 四、空间复合成像

开启空间复合成像功能时，由于声束从不同角度发射，会产生多方向的 B-线而不仅是与胸膜线垂直，使 B-线显得杂乱无章而影响图像质量和结果判断，这种情况在某些品牌的超声仪器上显得尤为明显。因此，在肺脏超声检查时不建议开启此功能（图 3-3-5）。

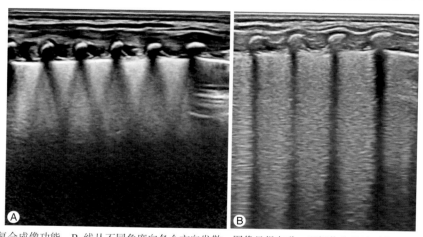

A. 使用空间复合成像功能，B-线从不同角度向各个方向发散，图像显得杂乱、远场信息显示不全；B. 未使用空间复合成像功能，B-线自胸膜线垂直向肺野深部发射并直达扫查屏幕边缘。

**图 3-3-5　空间复合成像对图像质量的影响**

## 五、选择高频线阵探头

成年人使用低频微凸探头，这与成年人肋间隙比较宽，皮肤、肌肉与脂肪组织比较发达，线阵探头平面与皮肤表面难以做到良好吻合有关；而相对较低的微凸探头穿透力相对较好，更容易穿透成年人胸廓较厚的组织结构。但新生儿肋间隙较窄，皮肤、肌肉与脂肪组织不发达、线阵探头平面与皮肤表面能够做到良好吻合，高频线阵探头可以获得较好的分辨率，从而有助于发现轻微病变（图 3-3-6）。

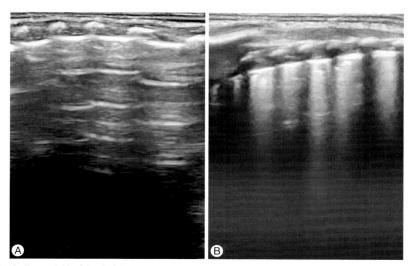

同一患儿、同一部位，不同频率的线阵探头。A. 9L线阵探头显示正常；B. ML6~15线阵探头显示水肿和胸膜下小实变。提示频率较低的探头可能掩盖病情。

图 3-3-6　探头频率对检查结果的影响

六、垂直扫查是确保检查结果准确可靠的关键

垂直扫查是肺脏超声检查的关键操作技术，从已发表的文献来看，大多数开展肺脏超声多年的医师，在垂直扫查方面尚做得不够好。没有垂直时，胸膜线会显得粗糙模糊，出现类似 B-线和实变的伪像，从而影响结果判读（图 3-3-7）。

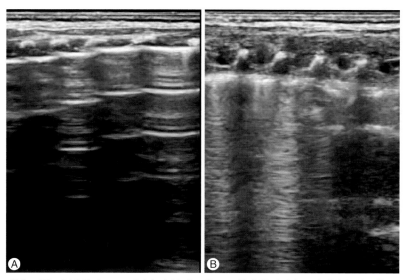

同一患儿、同一部位、同一探头检查。A. 垂直扫查显示正常；B. 没有做到垂直，胸膜线粗糙、模糊，上野似乎存在较多B-线、下肺野似乎存在实变。可见，垂直扫查的重要性。

图 3-3-7　垂直不够对图像质量的影响

### 七、平行扫查是对垂直扫查的重要补充

通常情况下，垂直扫查就能够发现大部分肺部病变。但沿着肋间隙、探头与肋骨平行扫查，可以作为垂直扫查的补充，能够发现累及胸膜下的局限性小范围实变；对轻度呼吸窘迫综合征的诊断也更有价值，即更容易发现磨玻璃征；对小量气胸的诊断可能有帮助，更容易发现肺点（图 3-3-8，图 3-3-9）；此外，还有助于发现支气管肺发育不良的特异性胸膜线异常，即虫蚀样胸膜线异常。

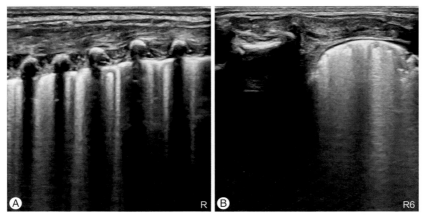

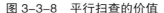

A. 垂直扫查显示水肿、胸膜线增粗、模糊及断裂，未见实变；B. 平行扫查显示明显胸膜下实变。

**图 3-3-8　平行扫查的价值**

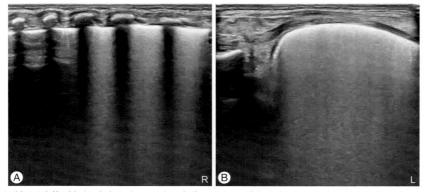

早产儿进行性呼气困难伴呼气性呻吟入院。肺脏超声检查：A. 垂直扫查提示肺水肿，湿肺可能性大；B. 平行扫查显示典型磨玻璃征，为轻度呼吸窘迫综合征（respiratory distrees syndorme，RDS）的典型超声表现。

**图 3-3-9　平行扫查的价值**

## 八、全面检查的重要性

如上所述，在肺脏超声检查时，我们更喜欢从背部扫查。在多数情况下通过背部扫查虽然可对肺部疾病做出明确诊断，但偶尔也有例外的情况。对那些高度怀疑肺部病变，而背部扫查又没有发现异常的患儿，应将探头移至其他部位进一步全面、仔细扫查，这种情况对肺炎、胎粪吸入、假性肺不张、体位性肺不张等的诊断更有意义（图3-3-10）。如果在某种体位下，通过对某一部位的检查即可明确诊断，而又不影响治疗决策的情况下，为了减少对患儿的干扰或不良刺激，则没有必要对患儿进行全方位扫查，尤其是危重症患儿。

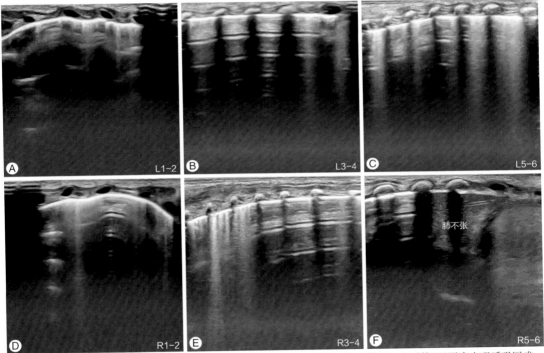

胎龄30<sup>+5</sup>周，出生体重1690克。因呼吸窘迫综合征入院给予呼吸机治疗，次日撤机，生后第4天再次出现呼吸困难。肺脏超声在左侧肺脏前胸（A）、腋下（B）和背部（C）扫查均未发现明显异常，在右侧肺脏前胸（D）和背部（E）扫查亦未发现明显异常，但当把探头移至右侧腋下部位扫查时，发现该部位存在典型肺不张（F）。

**图3-3-10　全面扫查的意义**

### 参考文献

[1]　刘敬. 对肺脏超声评分系统的几点思考 [J]. 中国小儿急救医学，2019, 26(8): 561-564.

[2]　中华医学会儿科学分会围产医学专业委员会，中国医师协会新生儿科医师分会超声专业委员会，中国医药教育协会超声医学专业委员会重症超声学组，等. 新生儿肺脏疾病超声诊断指南 [J]. 中国当代儿科杂志，2019, 21(2): 105-113.

[3]  LIU J, COPETTI R, SORANTIN E, et al. Protocol and guidelines for point-of-care lung ultrasound in diagnosing neonatal pulmonary diseases based on international expert consensus[J]. J Vis Exp, 2019(145): 58990.

[4]  LIU J, KUREPA D, FELETTI F, et al. International expert consensus and recommendations for neonatal pneumothorax ultrasound diagnosis and ultrasound-guided thoracentesis procedure[J]. J Vis Exp, 2020(157): 60836.

[5]  ALONSO-OJEMBARRENA A, SEMA-GUEREDIAGA I, ALDECOA-BILBAO V, et al. The predictive value of lung ultrasound scores in developing bronchopulmonary dysplasis: a prospective multicenter diagnostic accuracy study[J]. Chest, 2021(3): 12-15.

[6]  LOI B, VIGO G, BARALDI E, et al. Lung ultrasound to monitor extremely preterm infants and predict BPD: multicenter longitudinal cohort study[J]. Am J Respiratory Critical Care Med, 2021, 203(11): 1398-1409.

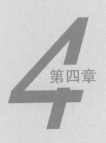

第四章

# 新生儿暂时性呼吸增快症的超声诊断

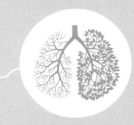

# 第一节　基本常识

暂时性呼吸增快症（transient tachypnea of the newborn，TTN），又称为湿肺（wet lung），是指由于肺液吸收清除延迟至肺内液体积聚而使肺顺应性下降、气体交换障碍引起的一种暂时性呼吸困难，但重度 TTN 与 RDS 可有类似的临床表现、胸部 X 线表现和动脉血气分析，甚至需要有创或无创性呼吸支持治疗，二者在临床上易于混淆和误诊。在病理上主要表现为肺组织（肺泡和肺间质）内液量过多，即肺泡和间质积液。

足月儿 TTN 的发生率为 4.0‰~5.70‰，而早产儿则高达 10‰，且胎龄越小发生率越高[1]，是新生儿呼吸困难最常见原因之一，占 33%~50%[2]。TTN 为一种自限性疾病，预后好，随着肺内液体经血管和淋巴管的转运吸收，呼吸困难多在出生后 24~72 小时内自行消失而无须特殊治疗。根据胸部 X 线检查结果，71% 的患儿肺内水分在 24 小时内吸收，97.8% 的患儿在 72 小时内吸收，偶有延长至 4 天后吸收者。但有少数患儿病情较重，或存在肺内液体转运吸收机制障碍而呼吸困难加重，导致严重呼吸衰竭而在临床上出现与 RDS 相似的症状，甚至导致继发性 RDS[3]。

既往，TTN 的诊断主要依赖胸部 X 线检查，其特征如下[4]。①肺泡积液征象：表现为肺野呈斑片状、面纱状或云雾状密度增高影，或呈直径 2~4 mm 的小结节状影，或呈面纱毛玻璃样、片絮状阴影，如白肺；②间质积液征象：表现为网状条纹影；③叶间积液征象：常在右侧肺脏上、中叶间可见叶间积液和少量胸腔积液；④肺气肿征象：表现为肺野透过度增加；⑤其他征象：如肺门血管淤血扩张，表现为肺纹理增粗，但边缘清楚，自肺门向外呈放射状向外周伸展；⑥心影增大和纵隔增宽。

# 第二节　超声诊断

由于 TTN 的主要病理特征是肺内液体含量增加，因此，超声诊断 TTN 主要依据是否存在肺水肿[5~7]：①轻症主要表现为 B-线增多、肺间质综合征或双肺点，重症则表现为弥漫性肺间质综合征、致密 B-线或白肺，恢复期可出现双肺点；②胸膜线异常、A-线消失；③胸腔积液：无论轻或重度 TTN，均可有不同程度的单侧或双侧胸腔积液；④无肺实变（图 4-2-1~ 图 4-2-6）。

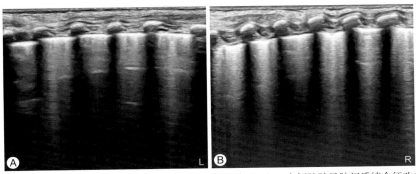

轻度暂时性呼吸增快症患儿，肺脏超声显示左侧肺脏B-线增多（A）、右侧肺脏呈肺间质综合征改变（B）。

**图 4-2-1 B-线增多**

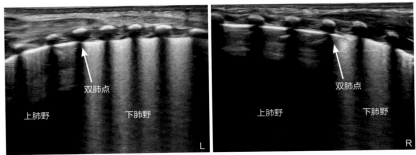

患儿，男，胎龄33$^{+4}$周，阴道分娩，出生体重1960克。出生时无窒息，生后呼吸困难、呼吸频率增快（RR 66次/分）伴呼气性呻吟。动脉血气分析：pH 7.305，PaCO$_2$ 52.4 mmHg，PaO$_2$70.8 mmHg，SaO$_2$ 98%。血常规、PCT、CRP均正常。肺脏超声检查显示双侧肺脏水肿，均有双肺点征象，提示为轻度暂时性呼吸增快症。

**图 4-2-2 双肺点**

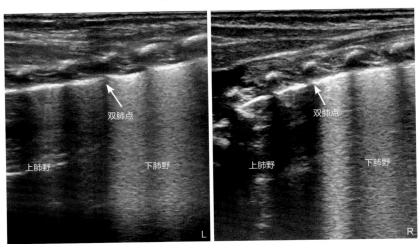

患儿，女，胎龄38周，剖宫产分娩，出生体重3750克。生后即呼吸困难，主要表现为呼吸频率增快、无呻吟和三凹征，动脉血气分析：正常。肺脏超声显示双侧肺脏水肿，但由于上、下肺野水肿程度不同而在上、下肺野之间形成一鲜明分界点，即双肺点（箭头）。

**图 4-2-3 双肺点**

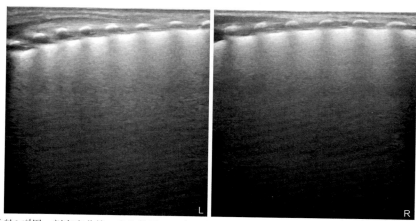

患儿，男，胎龄34<sup>+5</sup>周，剖宫产分娩，出生体重2370克。出生后20分钟开始呼吸困难，进行性加重，三凹征（＋）伴呼气性呻吟。肺脏超声显示双侧肺脏均表现为融合B-线和肺间质综合征，提示为重度暂时性呼吸增快症。

**图 4-2-4　融合 B-线与肺间质综合征**

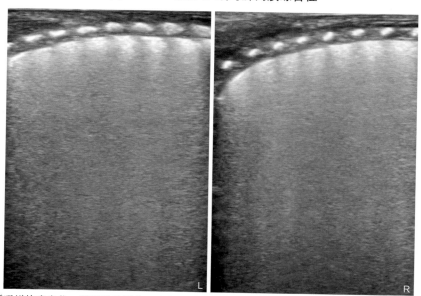

重度暂时性呼吸增快症患儿，严重呼吸困难。肺脏超声表现为致密B-线，而且双侧肺脏的所有扫查区域均表现为致密B-线，故为白肺，是暂时性呼吸增快症的最严重程度。

**图 4-2-5　致密 B-线与白肺**

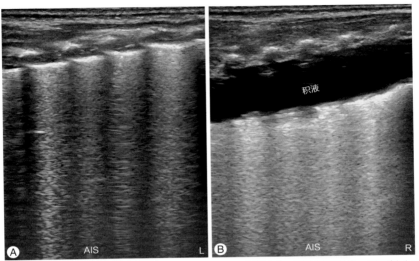

患儿，男，胎龄40周，自然分娩，出生体重4000克。生后不久即呼吸困难，呼吸频率增快、三凹征（＋）。肺脏超声显示左侧肺脏呈肺间质综合征表现（A），右侧肺脏除肺间质综合征外，尚有明显胸腔积液，但未见肺实变（B），提示为暂时性呼吸增快症；AIS：肺间质综合征。

**图 4-2-6　肺间质综合征与胸腔积液**

# 第三节　超声对肺水含量的定量评估

虽然超声可以准确诊断肺水肿，但是否可用超声对肺水肿程度进行定量评估仍需进一步探索，且使用超声评估肺水含量是一个难题。近年来，我们课题组通过动物实验，解决了这一难题[8, 9]。将 45 只新西兰兔分成 9 组，每组 5 只，经气管插管向肺内注入不同量的生理盐水，检测肺脏超声、呼吸、心率和动脉血气变化；测定肺干/湿比和病理学变化。结果显示随着肺内注入生理盐水量的不同，肺脏超声表现出不同的 B-线、临床上也相应出现不同的表现[8, 9]。

## 一、根据 B-线评分计算肺水含量

根据 B-线的不同表现形式对 B-线进行评分，具体标准如下。0 分：没有 B-线（正常）；1 分：仅有 1 条 B-线；2 分：多条 B-线或散在融合 B-线；3 分：整个肺野均为融合 B-线或致密 B-线。每一分区分别评分，最后记录总分。由于 B-线评分高低与肺水含量呈正相关，可根据以下公式计算肺水含量，B-线评分 $= -0.307x^2 + 11.587x - 8.0458$（$x$：肺水含量）。这个方法虽然比较精确，但是计数比较复杂，实际应用价值受到限制。

## 二、根据 B-线类型推断肺水含量

动物实验结果显示不同形式 B-线与肺水肿程度高度相关，根据不同 B-线，可以直接协助判断肺水肿程度（表 4-3-1）。这一方法虽然只能大致评估肺内含水量，但适合在临床上快速评估，使用价值较大。这一结果与新生儿临床也十分接近，见病例一和病例二。

**表 4-3-1　B-线类型与肺含水量的相关性**

| B-线类型 | 肺含水量（mL/kg） | 临床表现 |
|---|---|---|
| 彗星尾征 | ≤ 4 | 无明显临床症状 |
| B-线 | ≥ 6 | 呼吸增快 |
| 出现融合 B-线 | ≥ 8 | 呼吸增快、I 型呼吸衰竭 |
| 融合 B-线为主 + 出现致密 B-线 | ≥ 10 | 呼吸增快、心率减慢、Ⅱ 型呼吸衰竭 |
| 致密 B-线 | ≥ 15 | 呼吸停止、心跳接近消失、Ⅱ 型呼吸衰竭 |

病例一：患儿，男，胎龄 34$^{+5}$ 周，剖宫产分娩，出生 2370 克。生后 20 分钟出现进行性呼吸困难，呼吸频率增快（> 120 次 / 分）伴呼气性呻吟，三凹征（+）。动脉血气分析：$PaCO_2$ 65.3 mmHg，$PaO_2$ 52 mmHg，$SaO_2$ 77%，提示存在 Ⅱ 型呼吸衰竭。肺脏超声显示双侧肺脏均表现为融合 B-线（图 4-3-1）。

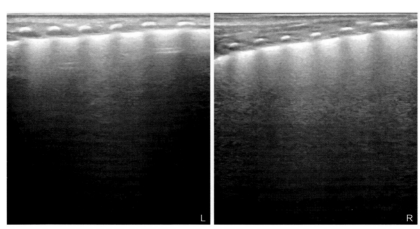

暂时性呼吸增快症患儿，肺脏超声主要表现为融合 B-线，临床上出现呼吸困难，血气分析证实存在 Ⅱ 型呼吸衰竭。根据表4-3-1，推测肺含水量在10 ml/kg 以上。

**图 4-3-1　融合 B-线**

病例二：患儿系 G2P2，胎龄 31 周，试管婴儿，双胎之小，自然分娩，出生体重 1620 克。因早产、呼吸困难 45 分钟入院。查体：RR > 60 次 / 分，伴呼气性呻吟（动图 4-3-2）。

动脉血气分析：$PaCO_2$ 55 mmHg，$PaO_2$ 47 mmHg，$SaO_2$ 80%，提示存在 Ⅱ 型呼吸衰竭，需要给予无创呼吸机辅助呼吸。肺脏超声显示双侧肺脏均表现为融合 B-线（图 4-3-3）。

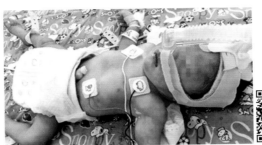

动图 4-3-2 呼吸困难患儿

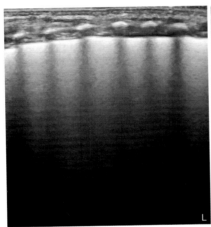
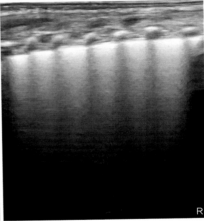

暂时性呼吸增快症患儿，肺脏超声主要表现为融合B-线，临床上出现严重呼吸困难，血气分析证实存在 Ⅱ 呼吸衰竭。根据表4-3-1，推测肺含水量在10 mL/kg以上。提示：当肺脏超声表现为融合B-线时，患儿往往也出现呼吸衰竭，需要重视病情并予以相应治疗。

图 4-3-3 融合 B-线

## 参考文献

[1] GREENOUGH A. Transient tachypnea of the newborn//GREENOUGH A, MILNER A D. Neonatal Respiratory Disorder [M]. 2 ed. Londen: CRC Press, 2003: 272-277.

[2] ABU-SHAWEESH J M. Respiratory disorder in preterm and term infants//MARTIN R J, FANAROFF A A, WALSH M C. Fanaroff and Martin's neonatal-perinatal medicine [M]. 9 ed. Louis: Mosby, 2011: 1141-1170.

[3] 刘敬,曹海英,程秀永.新生儿肺脏疾病超声诊断学 [M]. 2 版.郑州:河南科学技术出版社,2019: 122-125.

[4] 邵肖梅,叶鸿瑁,丘小汕.实用新生儿学 [M]. 5 版.北京:人民卫生出版社,2019: 573-575.

[5] LIU J, CHEN X X, LI X W, et al. Lung ultrasonography to diagnose transient tachypnea of the newborn [J]. CHEST, 2016, 149(5): 1269-1275.

[6] 中华医学会儿科学分会围产医学专业委员会,中国医师协会新生儿科医师分会超声专业委员会,中国医药教育协会超声医学专业委员会重症超声学组,等.新生儿肺脏疾病超声诊断指南 [J]. 中华实用儿科临床杂志,2018, 33(14): 1057-1064.

[7] LIU J, COPETTI R, SORANTIN E, et al. Protocol and guidelines for point-of-care lung ultrasound in diagnosing neonatal pulmonary diseases based on international expert consensus [J]. J Vis Exp, 2019, 6(145): 58990.

[8] ZONG H F, GUO G, LIU J, et al. Using lung ultrasound to quantitatively evaluate pulmonary water content [J]. Pediatric Pulmonology, 2020, 55(3): 729-739.

[9] GUO G, ZHANG X F, LIU J, et al. Lung ultrasound to quantitatively evaluate extravascular lung water content and its clinical significance [J]. J Matern Fetal Neonatal Med, 2020, 9(16): 1-11.

# 5

第五章

新生儿呼吸窘迫综合征的
超声诊断

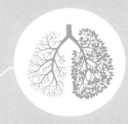

# 第一节  基本常识

新生儿呼吸窘迫综合征（respiratory distress syndrome，RDS）指由于各种原因引起肺表面活性物质（pulmonary surfactant，PS）的原发或继发性缺乏，导致由肺泡壁至终末细支气管壁嗜伊红透明膜形成和肺不张，以致新生儿生后不久出现以进行性呼吸困难、青紫和呼吸衰竭为主要临床表现的严重肺部疾病。既往认为该病主要见于早产儿，胎龄越小，出生体重越低，发生率越高[1]。在不发达国家，RDS 发生率在活产儿总数占 1.72%~8.2%，其中早产儿为 23.8%~37.3%、足月儿为 0.11%[2, 3]；胎龄越小，发生率越高，如胎龄 ≤ 26 周为 100%、26~32 周为 57.1%、32~36 周为 3.7%[2]。在发达国家，如美国的调查发现 RDS 在胎龄 ≤ 34 周的早产儿中发生率为 26%[4]。在新生儿重症监护室（neonatal intensive care unit，NICU）住院患儿中，足月 RDS 占 1.64%~3.8%[5-7]。RDS 往往也是新生儿气胸、肺出血和持续胎儿循环（persistent pulmonary hypertension of the newborn，PPHN）等的常见原因[8-10]，并显著增加 RDS 的病死率，甚至高达 43.6%[2]。可见，RDS 是新生儿常见危重症疾病，需要早期准确诊断并及时给予正确治疗。

根据发病机制不同，RDS 通常可以分为以下 3 种类型。①原发性呼吸窘迫综合征（idiopathic respiratory distress syndrome，IRDS）：主要见于小胎龄早产儿和胎龄 ≤ 38 周的选择性剖宫产（elective caesarean delivery，ECD）患儿、男性婴儿及糖尿病母亲婴儿等；②急性呼吸窘迫综合征（acute respiratory distress syndrome，ARDS），即继发性 RDS。主要原因有胎膜早破、胎儿宫内感染（重症肺炎与败血症）、重度窒息、胎粪吸入综合征（meconium aspiration syndrome，MAS）、肺出血及低出生体重等；③遗传性表面活性物质缺乏相关性 RDS：遗传性表面活性物质缺乏虽然比较少见，但是致死性 RDS 的主要原因。

同小胎龄早产儿原发性 RDS 相比，晚期早产儿和足月儿 RDS 具有以下临床特点[7, 11]。①以继发性 RDS（即 ARDS）常见，占 70% 以上；原发性 RDS 不到 30%；②重症感染（宫内感染性肺炎 / 败血症）是最常见原因；③原发性 RDS 的主要诱因是选择性剖宫产；其次是性别，男婴发生 RDS 的概率是女婴的 3 倍；④起病早、病情重、进展快：70% 以上在出生后 3 小时内、90% 以上在出生后 6 小时内、99% 以上在出生后 12 小时内发病。但因湿肺引起者，往往发病较晚，常在 TTN 24~36 小时后发病；⑤易于导致持续性胎儿循环和多脏器衰竭：近 40% 的患儿发生多脏器衰竭，20% 的患儿发生持续性胎儿循环；⑥病死率高：主要死亡原因是重症感染并发多脏器功能衰竭，如急性肾衰竭、严重心肌损害、极重度酸中毒和持续胎儿循环等，死亡时间均在出生后 1 周内，早期积极治疗可改善预后。

长期以来，RDS 的诊断主要依赖病史（如早产儿或有其他高危因素的患儿）、典型临床表现（如出生后不久发生进行性呼吸困难伴呼气性呻吟）、明显异常的动脉血气分析（$PaCO_2$ 明显升高、$PaO_2$ 与 $SaO_2$ 明显降低）和胸部 X 线表现。RDS 的 X 线表现通常分为以下 4 级。Ⅰ级：两侧肺野透过度普遍降低，可见均匀散在的细小颗粒影（肺泡萎陷）和网状阴影（细支气管过度充气）；Ⅱ级：在上述病变进一步加重的基础上，出现了明显的支气管充气征，延续至肺野中外带；Ⅲ级：病变进一步加重，肺野透亮度进一步降低，心缘与膈缘模糊不清；Ⅳ级：整个肺野呈白肺样改变，支气管充气征更加明显，呈秃叶树枝状。但来自病理学的证据显示，依据上述传统标准或所谓"金标准"诊断 RDS 的误诊率高达 62% 以上[12]，甚至有人认为高达 77%[13]。因此，有必要寻找新的、可靠的诊断方法替代传统的 X 线诊断 RDS。

# 第二节 超声诊断

近 10 年来，超声已成功用于 RDS 的诊断和鉴别诊断[14~17]，我们的经验和来自循证医学的证据均表明，与胸部 X 线相比，超声诊断 RDS 具有更高的准确性和可靠性，敏感度和特异度分别达到 99% 和 95% 以上[18~21]。RDS 的主要超声影像学特点如下[21, 22]。

1. 肺实变伴支气管充气征：是 RDS 最重要的超声影像学表现。其特点：①实变的程度和范围与疾病程度有关，轻度或早期 RDS 实变呈磨玻璃样改变，局限于胸膜下，呈小范围、局灶性；病情进展则实变程度加重、范围扩大，呈雪花样改变甚至表现为肺不张；②实变可见于两侧肺脏的不同肺野，也可限于一侧肺脏的某些肋间；③非实变区可呈肺间质综合征样改变。

2. 胸膜线异常与 A-线消失。

3. 双肺点：轻度 RDS 急性期或重度 RDS 恢复期可有双肺点。

4. 胸腔积液：15%~20% 的患儿可有不同程度的单侧或双侧胸腔积液。

需要注意的是，在 RDS 时不但双侧肺脏的病变程度与性质可以不一致，如一侧肺脏有实变，而另一侧肺脏无实变；同一侧肺脏不同肺野的病变程度与性质也可以不一致，如某一侧肺野表现为实变，而另一侧肺野则表现为水肿或胸腔积液等。

# 第三节　超声分度

根据 RDS 的超声表现及是否导致了严重并发症，将其分成轻、中、重 3 度，具体标准如下[22]。轻度（Ⅰ级）RDS：即 RDS 早期，肺实变在超声影像上表现为磨玻璃征，累及范围不限；中度（Ⅱ级）RDS：肺实变在超声影像上表现为雪花征，但尚没有累及全部肺野；重度（Ⅲ级）RDS：具备以下任何一项或以上者，①肺实变在超声影像上表现为雪花征，但已累及所有肺分区；②肺实变程度和范围不限，但引起了气胸 / 肺出血 / PPHN/ 大面积肺不张（至少累及一个肺分区）等严重并发症。在临床上，宜在发现患儿肺脏超声呈磨玻璃征时即开始治疗，而不是发展至雪花征时才开始治疗。RDS 的典型超声表现（图 5-3-1~ 图 5-3-11）。

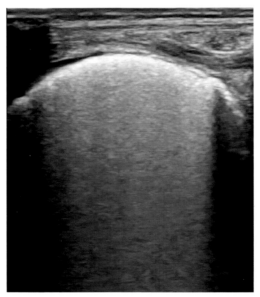

磨玻璃征是轻度呼吸窘迫综合征的超声表现，胸膜线粗糙、模糊，近场胸膜线下方之肺野呈磨玻璃样、颗粒样强回声反射，至远场则回声逐渐减弱。探头沿着肋间隙扫查更易于显示磨玻璃征。

**图 5-3-1　轻度（Ⅰ级）呼吸窘迫综合征的超声表现：磨玻璃征**

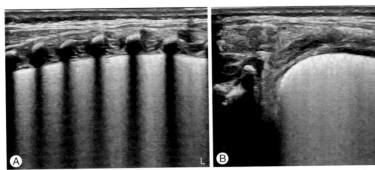

轻度（Ⅰ级）呼吸窘迫综合征的肺实变在超声影像上表现为磨玻璃征，当探头与肋骨垂直扫查时容易被误认为融合B-线和水肿（A）。但仔细辨认可发现其近场回声增强，而远场回声明显减弱，据此可与B-线区别（B-线在远场回声无衰减）。当调转探头方向90°，使探头沿着肋间隙平行扫查时（B），则更容易显示磨玻璃征。

图 5-3-2　轻度（Ⅰ级）呼吸窘迫综合征的超声表现：磨玻璃征

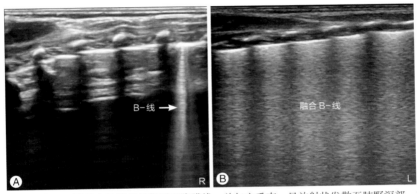

A. B-线；B. 融合B-线。B-线最大的特点是起源于胸膜线，并与之垂直，呈放射状发散至肺野深部，直达扫查屏幕的边缘，且无衰减，此与轻度呼吸窘迫综合征有明显不同，仔细辨认即可非常容易地将二者区别开来。

图 5-3-3　磨玻璃征与B-线的鉴别

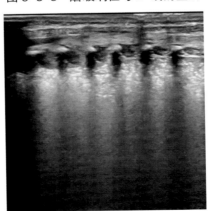

雪花样肺实变是中度呼吸窘迫综合征的特征性超声表现，即密集的点片状、细线状支气管充气征在肺野内形成一种雪花样表现的肺实变，可仅累及1~2个肋间，也可以累及大部分肺野，但尚未累及全部肺分区。

图 5-3-4　中度（Ⅱ级）呼吸窘迫综合征的超声表现：雪花征

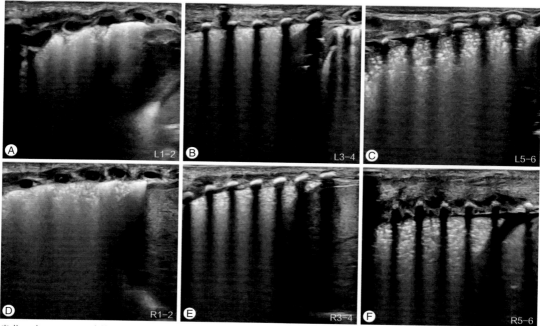

患儿，女，G2P2，胎龄30周，自然分娩，出生体重1650克。出生后15分钟呼吸困难，进行性加重伴呼气性呻吟，在机械通气下于出生后3.5小时入院。在机械通气（SIMV模式）参数较高（PIP 29 cmH$_2$O、RR 40次/分、FIO$_2$ 1.0）情况下，动脉血气分析：PaCO$_2$ 73.4 mmHg、PaO$_2$ 29.4 mmHg、SaO$_2$ 71.2%。入院时肺脏超声显示左侧肺脏1区和2区（A）、3区和4区（B）及5区和6区（C）均呈雪花样肺实变；右侧肺脏1区和2区（D）、3区和4区（E）及5区和6区（F）也均呈雪花样肺实变，提示为重度呼吸窘迫综合征。入院前当地胸部X线也呈白肺样改变。

图 5-3-5　重度呼吸窘迫综合征的超声表现：雪花征累及全部肺分区

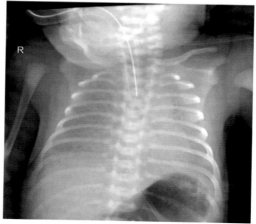

与图5-3-5为同一患儿的胸部X线表现，接近白肺样改变。

图 5-3-6　重度呼吸窘迫综合征胸部 X 线表现

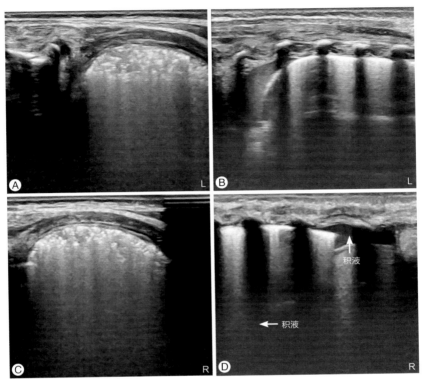

患儿，男，胎龄38$^{+3}$周，自然分娩，出生体重3590克。因出生后3小时出现呼吸困难于出生后6小时在呼吸机辅助通气下转入。动脉血气分析：PaCO$_2$ 46.1 mmHg、PaO$_2$ 51 mmHg、SaO$_2$ 91%。肺脏超声显示左侧肺脏部分肋间呈雪花样肺实变（A）、肺尖处可见少许胸腔积液（B），右侧肺脏同样部分肋间呈雪花样肺实变（C），而在肺底处可见少许胸腔积液（D），考虑呼吸窘迫综合征并发肺出血可能。随机在气管插管内抽出新鲜血性液体（图5-3-8）。

图 5-3-7　重度呼吸窘迫综合征的超声表现：引起肺出血

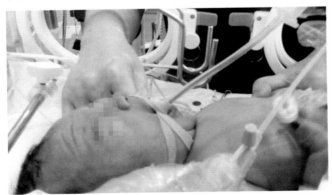

与图5-3-7为同一患儿，在气管插管内吸引出新鲜血性液体，证实患儿已并发肺出血。

图 5-3-8　肺出血

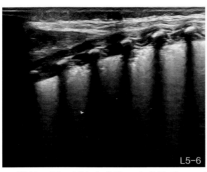
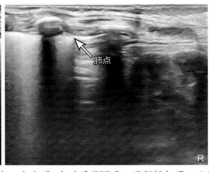

患儿，系G4P2，胎龄38周，剖宫产分娩，出生体重3870克。出生后3小时呼吸困难、进行性加重。入院时动脉血气分析：$PaCO_2$ 43 mmHg、$PaO_2$ 27 mmHg、$SaO_2$ 66%。肺脏超声显示左侧肺脏呈雪花样肺实变，右侧肺脏第6分区可见肺点，实时超声及M型超声进一步证实肺点存在（动图5-3-10）。因对氧依赖严重，行超声心动图检查证实存在持续胎儿循环。

图 5-3-9　重度呼吸窘迫综合征的超声表现：并发气胸 + 持续胎儿循环

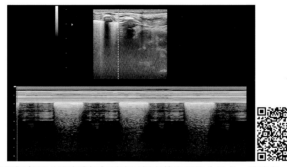

实时超声下可见肺点，M型超声下可见沙滩征与平流层征交替出现的分界点，即肺点，证实为轻度气胸。

动图 5-3-10　肺点

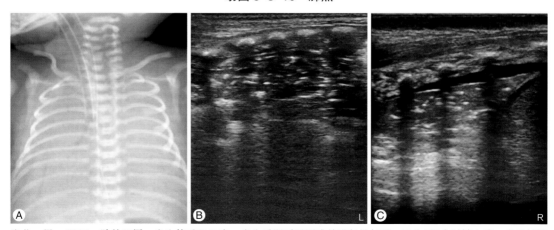

患儿，男，G1P1，胎龄27周，出生体重1050克。出生后即呼吸困难并进行性加重，于生后3小时转入院。在机械通气下，动脉血气分析：$PaCO_2$ 67 mmHg、$PaO_2$ 31 mmHg、$SaO_2$ 73%。胸部X线近似白肺样改变（A）。肺脏超声显示双侧肺脏实变伴支气管充气征（B），右下侧肺脏尤为严重，呈典型肺不张改变（C）。

图 5-3-11　重度呼吸窘迫综合征的超声表现

## 参考文献

[1] KOIVISTO M, MARTTILA R, KURKINEN-RATY M, et al. Changing incidence and outcome of infants with respiratory distress syndrome in the 1990's: a population-based survey[J]. Acta Paediatrica, 2010, 93(2): 177-184.

[2] GHAFOOR T, MAHMUD S, ALI S, et al. Incidence of respiratory distress syndrome[J]. J Coll Physicians Surg Pak, 2003, 13 (5): 271-273.

[3] JABERI E, ROKSANA M. A study on preterm births during 2013-2015, Shiraz, Iran[J]. J Obstet Gynaecol, 2018, 38 (1): 22-26.

[4] DONDA K, VIJAYAKANTHI N, DAPAAH-SIAKWAN F, et al. Trends in epidemiology and outcomes of respiratory distress syndrome in the United States[J]. Pediatr Pulmonol, 2019, 54(4): 405-414.

[5] ALFARWATI T W, ALAMRI A A, ALSHAHRANI M A, et al. Incidence, risk factors and outcome of respiratory distress syndrome in term infants at academic centre, jeddah, saudi arabia[J]. Med Arch, 2019, 73(3): 183-186.

[6] LIU J, SHI Y, DONG J Y, et al. Clinical characteristics, diagnosis and management of respiratory distress syndrome in full-term neonates[J]. Chin Med J, 2010, 123(19): 2640-2644.

[7] 刘敬，王晓凤，王华伟，等 . 足月新生儿呼吸窘迫综合征的诊断与治疗研究 [J]. 中华全科医师杂志 , 2013, 12 (12): 993-995.

[8] LEE M, WU K, YU A, et al. Pulmonary hemorrhage in neonatal respiratory distress syndrome: radiographic evolution, course, complications and long-term clinical outcomes[J]. J Neonatal Perinatal Med, 2019, 12(2): 161-171.

[9] VIBEDE L, VIBEDE E, BENDTSEN M, et al. Neonatal pneumothorax: a descriptive regional danish study[J]. Neonatology, 2017, 111(4): 303-308.

[10] RAZZAQ A, QUDDUSI A I, NIZAMI N, et al. Risk factors and mortality among newborns with persistent pulmonary hypertension[J]. Pak J Med Sci, 2013, 29(5): 104-109.

[11] 刘敬 . 足月新生儿呼吸窘迫综合征的诊断与治疗 [J]. 中华实用儿科临床杂志 , 2013, 28(14): 1117-1120.

[12] ROCHA G, RODRIGUES M, GUIMARÃES H. Respiratory distress syndrome of the preterm neonate-placenta and necropsy as witnesses[J]. J Matern Fetal Neonatal Med, 2011, 24(1): 148-151.

[13] BRICE J E, WALKER C H. Changing pattern of respiratory distress in newborn[J]. Lancet, 1977, 2(8041): 752-754.

[14] COPETTI R, CATTAROSSI L, MACAGNO F, et al. Lung ultrasound in respiratory distress syndrome: a useful tool for early diagnosis[J]. Neonatology, 2008(94): 52-59.

[15] 刘敬, 曹海英, 刘颖. 肺脏超声对新生儿呼吸窘迫综合征的诊断价值 [J]. 中华儿科杂志, 2013, 51(3): 205-210.

[16] LIU J, CAO H Y, WANG H W, et al. The role of lung ultrasound in diagnosis of respiratory distress syndrome in newborn infants[J]. Iran J Pediatr, 2014, 24(2): 147-154.

[17] OKTEM A, YIGIT S, OGUZ B, et al. Accuracy of lung ultrasonography in the diagnosis of respiratory distress syndrome in newborns[J]. J Matern Fetal Neonatal Med, 2021, 34(2): 281-286.

[18] LIU J, CAO H Y, WANG X L, et al. The significance and the necessity of routinely performing lung ultrasound in the neonatal intensive care units[J]. J Matern Fetal Neonatal Med, 2016, 29(24): 4025-4030.

[19] LIU J, LOVRENSKI J, HLAING A Y, et al. Neonatal lung diseases: lung ultrasound or chest x-ray[J]. J Matern Fetal Neonatal Med, 2021, 34(7): 1177-1182.

[20] HILES M, CULPAN A M, Catriona Watts C, et al. Neonatal respiratory distress syndrome: chest X-ray or lung ultrasound? A systematic review[J]. Ultrasound, 2017, 25(2): 80-91.

[21] MA H R, LIU J, YAN W K. Diagnostic value of lung ultrasound for neonatal respiratory distress syndrome: a meta-analysis and systematic review[J]. Med Ultrason, 2020, 22(3): 325-333.

[22] 亚太卫生健康协会儿科医学分会, 亚太卫生健康协会儿科医学分会重症超声医学专业委员会, 世界重症超声联盟中国联盟, 等. 新生儿呼吸窘迫综合征超声诊断与分度专家共识 [J]. 中国小儿急救医学, 2021, 28(7): 545-551.

# 6
第六章

## 新生儿肺炎的超声诊断

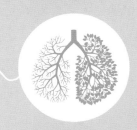

# 第一节 基本常识

肺炎指由于病原体感染或理化因素所致的包括终末气道、肺泡腔和肺间质在内的肺实质炎症，可为感染性（包括呼吸机相关性）或吸入性。病理上主要表现为肺泡的炎性渗出、充血和水肿，可累及支气管–细支气管壁和肺泡壁的间质；当细支气管壁上皮细胞坏死，管腔被黏液、纤维素和细胞碎片堵塞后，可发生局限性肺气肿和肺不张。

# 第二节 新生儿肺炎的分类

## 一、病理分类

根据病理不同分为大叶性肺炎、支气管肺炎和间质性肺炎。

## 二、病因分类

根据病因不同分为感染性肺炎（包括呼吸机相关性肺炎）、非感染性肺炎。

**（一）感染性肺炎**

1. 细菌性肺炎：常见病原菌如肺炎克雷伯菌、流感嗜血杆菌、大肠埃希菌、铜绿假单胞菌、金黄色葡萄球菌、B 族链球菌、肺炎链球菌等。

2. 病毒性肺炎：常见病原体为呼吸道合胞病毒、腺病毒、流感与副流感病毒、肠道病毒、巨细胞包涵体病毒等。

3. 真菌性肺炎：常见者如白色念珠菌、曲霉菌、隐球菌、假丝酵母菌等，多见于免疫缺陷、早产儿和长期使用广谱抗生素者。

4. 其他：常见者为肺炎支原体、衣原体（如沙眼衣原体、肺炎衣原体）等所致肺炎。

**（二）非感染性肺炎**

如吸入性肺炎（根据吸入物性质不同，可分为胎粪吸入性、产道分泌物吸入性、胃内容物吸入性及乳汁吸入性肺炎等）、坠积性肺炎、过敏性肺炎（嗜酸性粒细胞性肺炎）等。

## 三、感染时机分类

根据感染时机不同分为宫内感染性肺炎、分娩过程中感染性肺炎和出生后感染性肺炎等。

## 四、感染发生地点分类

### （一）医院获得性肺炎

医院获得性肺炎也称为医院内肺炎（nosocomial pneumonia，NP），指患儿入院时不存在、也不处于潜伏期而在入院 ≥ 48 小时发生的感染性肺炎，包括在院内感染而于出院后 48 小时内发生的肺炎。

### （二）社区获得性肺炎

社区获得性肺炎指原本健康者在医院外获得的感染性肺炎，包括感染了具有明确潜伏期的病原体而在入院后潜伏期内发病的肺炎。

## 五、病情分类

### （一）轻症

轻症是指除呼吸系统外，其他系统受累轻微，无全身中毒症状。

### （二）重症

重症是指除呼吸系统出现呼吸衰竭外，其他系统亦严重受累，如酸碱平衡失调、水与电解质紊乱、全身明显中毒症状，甚至危及生命。

# 第三节　超声诊断

肺脏超声诊断肺炎准确可靠，来自循证医学的证据表明，超声诊断肺炎的敏感度为 94%、特异度为 93%、可靠度为 98%，均显著高于传统胸部 X 线[1]。肺炎的肺脏超声诊断依据主要包括以下几点[1-8]。

1. 肺实变伴支气管充气征：是诊断肺炎最重要的超声征象。其特点是实变的程度和范围与疾病程度有关：轻者可仅累及 1~2 个肋间的胸膜下小范围实变；重者实变可累及双侧肺脏的所有肺野；通常实变范围越大肺部病变程度越重；实变区边缘不规则，呈锯齿状；实变区边缘可见碎片征。重症肺炎可见肺搏动、动态支气管充气征，可形成肺不张和肺脓肿等并发症。

2. 肺水肿：超声下可见较多 B-线、肺间质综合征，严重者可见融合 B-线或致密 B-线，提示存在不同程度的局部肺水肿。

3. 胸膜线异常：超声下表现为胸膜线增粗、模糊、不规则或连续性中断。

4. 胸腔积液：部分肺炎可有不同程度的单侧或双侧胸腔积液。

5. 肺脓肿：是化脓菌感染性肺炎常见的严重并发症，可单发或多发，大小不一，严重者可侵及胸膜，导致胸膜破溃致胸膜腔形成脓胸。超声下表现为在肺野内单个或多发囊性低回声或无回声区，实时超声下囊性区域内可见低回声漂浮物（脓液），如形成脓胸则可见胸腔积液。

6. 肺栓塞：重症肺炎并发肺栓塞少见。通过肺脏超声直接探查诊断的肺栓塞多为周围型，肺梗死灶呈楔形，梗死区无血流信号（可区别于炎性或肿瘤性肺病变）。中心型严重肺栓塞常表现为急性呼吸衰竭，超声下常无明显异常发现（即胸膜线、A-线清晰存在，可见肺滑），若外周静脉超声检查发现血栓，则考虑肺栓塞可能。

7. 动态变化：随着炎症的消散吸收，肺实变逐渐减轻，实变区肺野内充气逐渐增多（即支气管充气征更加明显），胸膜线变得光滑、清晰、规则，A-线逐渐出现，直至恢复正常。

需要注意的是：①轻度肺炎、肺炎早期和重度肺炎恢复期，以胸膜线异常和不同程度的肺水肿为主要表现，但在新生儿期，尤其是对早期新生儿，如肺脏超声仅表现为胸膜线异常和肺水肿，须注意与湿肺和轻度肺出血及肺出血早期相鉴别；②各种肺炎（不同原因、不同年龄组患儿）具有类似的超声表现，因此，肺脏超声不能对病原学做出诊断，只能辨别肺内有无病变及病变性质；③ MAS 属于吸入性肺炎的一种，本质上可能属于宫内感染，故在超声影响上是有与（感染性）肺炎类似的表现[9]，故将其放在本章介绍。

肺炎的典型超声表现如下（图 6-3-1～图 6-3-14）。

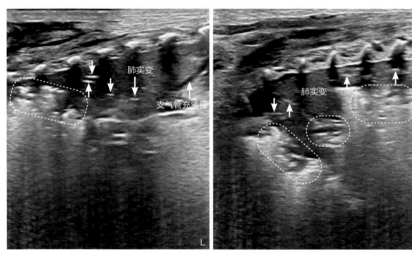

患儿，女，G1P1，胎龄29⁺⁶周，出生体重1150克。因早产、宫内感染性肺炎收治入院。血培养大肠杆菌生长。肺脏超声显示部分胸膜线消失、大面积肺实变，实变区内有支气管充气征（箭头）和充液征，实变区边缘可见碎片征（白色虚线范围内的高回声反射）。

**图 6-3-1　肺炎超声表现：大肠杆菌感染**

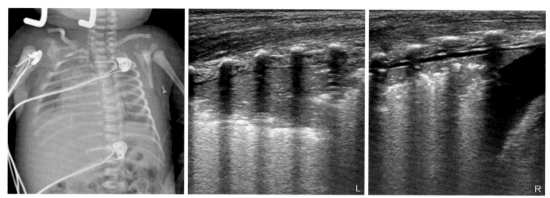

患儿，G1P1，胎龄38$^{+3}$周，出生体重3270克，入院诊断为宫内感染性肺炎。胸部X线显示双侧肺野模糊，可见斑片状阴影，右侧膈肌明显抬高；肺脏超声可见双侧肺脏大面积肺实变（左侧肺脏明显）、肺不张，实变区内可见支气管充气征，实变区边缘可见碎片征，右侧胸腔可见明显胸腔积液。

图 6-3-2　宫内感染性肺炎的超声表现

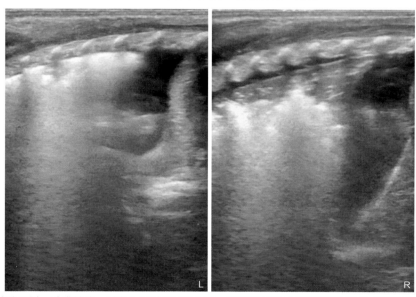

患儿，男，胎龄39周，胎膜早破，因出生后呼吸困难入院。肺脏超声显示双侧肺脏实变伴支气管充气征，边缘不规则，实变区边缘碎片征，右侧肺脏尤为显著，左侧肺脏仅见累及一个肋间隙的胸膜下小实变；双侧均见明显胸腔积液。

图 6-3-3　宫内感染性肺炎的超声表现

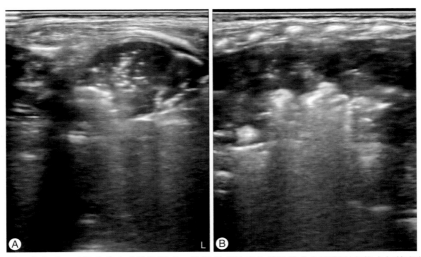

患儿，胎龄28周，出生后35天发生院内感染性肺炎。肺脏超声显示左侧肺脏内大面积实变伴支气管充气征，实变区边缘不规则，呈锯齿状（A.探头沿肋间隙平行扫查；B.探头与肋骨垂直扫查）。

**图 6-3-4　院内感染性肺炎的超声表现**

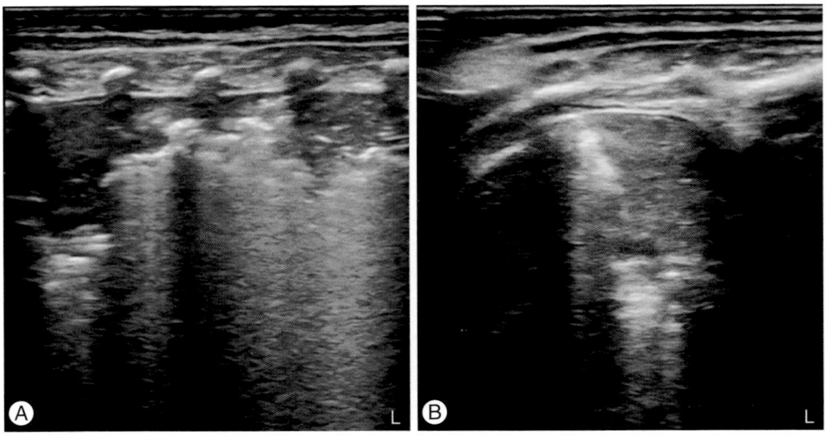

患儿，胎龄38周，因窒息复苏后呼吸困难4小时入院。入院后因呼吸困难给予呼吸机治疗，第5天肺脏超声发现左侧肺脏大面积肺实变伴支气管充气征和碎片征，实变区边缘呈锯齿状（A.探头与肋骨垂直扫查；B.探头沿肋间隙平行扫查）。

**图 6-3-5　呼吸机相关性肺炎的超声表现**

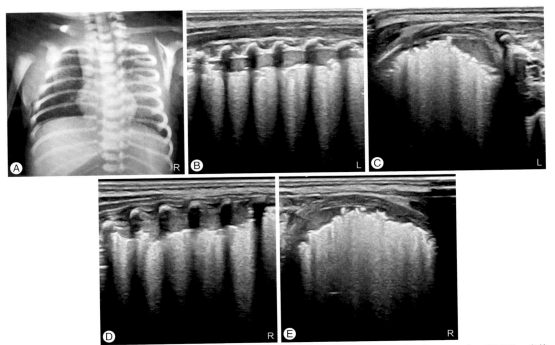

患儿，女，G1P1，胎龄37<sup>+3</sup>周，自然分娩，出生体重2970克，出生时无窒息，Apgar评分10分/1-5-10分。因咳嗽、发热1天于出生后第9天入院。查体：T 37.7℃，RR 60次/分，轻度三凹征。WBC $17 \times 10^9$/L、N 68%，CRP 28.8 mg/L，CT 0.43 ng/L。门诊胸部X线（A）显示双侧肺脏纹理增粗、模糊，可见片状致密影，左侧肺脏明显。肺脏超声显示双侧肺脏均见累及所有肋间的肺实变，实变区边界不规则，支气管充气征不明显（B、D.垂直扫查；C、E.平行扫查）。

**图 6-3-6　社区获得性肺炎的超声表现**

胎龄33周，因咳嗽、喘憋于出生后45天入院。肺脏超声显示左侧肺脏呈肺间质综合征改变，右侧肺脏可见大面积肺实变伴支气管充气征。提示患儿右侧肺脏病变程度较左侧肺脏重。

**图 6-3-7　社区获得性肺炎的超声表现**

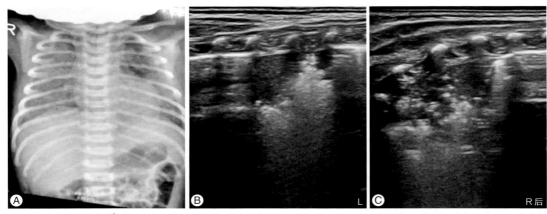

患儿系G2P1，胎龄39<sup>+5</sup>周，出生时窒息，羊水胎粪污染，因出生后呼吸困难入院，给予呼吸机治疗。当地医院胸部X线显示双侧肺脏呈斑片状、棉絮状密度增高影，右侧肺脏尤为显著（A）。肺脏超声显示双侧肺脏实变伴支气管充气征，边界不规则，左侧肺脏（B）上野病变较轻，未见实变，右侧肺脏（C）实变程度较重。

图 6-3-8　胎粪吸入性肺炎的超声表现

患儿，女，G1P1，胎龄40<sup>+5</sup>周，宫内窘迫，羊水Ⅲ度。胎粪污染，剖宫产分娩，出生时轻度窒息，出生体重3300克。全身布满胎粪，气管插管内吸出大量胎粪样物质。以呼吸困难收入院。肺脏超声显示12个肺分区内均见程度不同的实变伴或不伴支气管充气征，边界不规则。

图 6-3-9　胎粪吸入性肺炎的超声表现

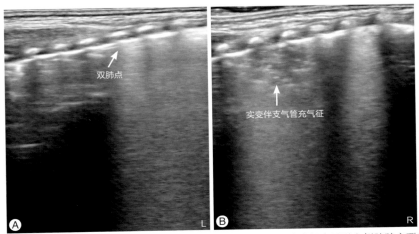

胎龄32周，出生后21天因胃食管反流引起乳汁吸入，出现轻度呼吸困难。肺脏超声显示左侧肺脏主要表现为双肺点（A），右侧肺脏可见累及2~3个肋间隙的实变伴支气管充气征（B）。

**图 6-3-10　乳汁吸入性肺炎的超声表现**

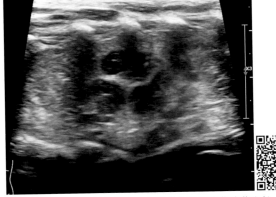

患儿，女，18天，因咳嗽伴发热3天入院。入院诊断为肺炎，血培养金黄色葡萄球菌生长。肺脏超声显示大面积肺实变，实变区内可见大小不一、多发性囊性低回声区，提示并发多发性肺脓肿[8]。

**动图 6-3-11　肺炎的超声表现：肺脓肿（金黄色葡萄球菌感染）**

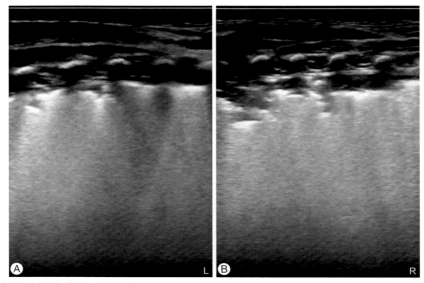

轻度肺炎可表现为累及胸膜下的局限性实变。该患儿肺脏超声显示左侧肺脏（A）累及2个肋间隙的胸膜下小实变，右侧肺脏（B）累及多个肋间隙的胸膜下小实变，边界不规则。

图 6-3-12　轻度肺炎的超声表现

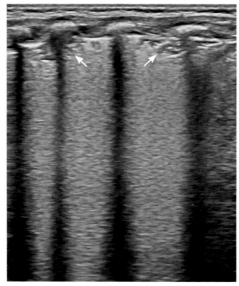

轻度肺炎患儿，肺脏超声显示累及2~3个肋间隙的局限性胸膜下小实变（箭头）。结合图6-3-12可知，在轻度肺炎或肺炎早期，肺实变可以很轻微。

图 6-3-13　轻度肺炎的超声表现

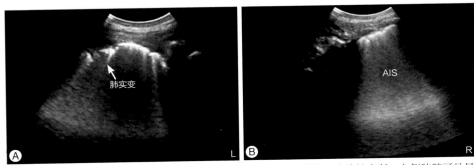

76岁新型冠状病毒性肺炎患者，肺脏超声显示双侧肺脏胸膜线粗糙、模糊、连续性中断，左侧肺脏可见局限性肺实变，边界不规则（A）；右侧肺脏表现为肺间质综合征（B）；AIS：肺间质综合征提示存在明显肺水肿（提供本例，主要是便于读者结合上述图谱理解，超声虽然能够对肺炎做出准确诊断，但并不能对病因或病原学做出诊断）[8]。

图 6-3-14　新型冠状病毒性肺炎的超声表现

## 参考文献

[1]　ORSO D, BAN A, GUGLIELMO N. Lung ultrasound in diagnosing pneumonia in childhood: a systematic review and meta-analysis[J]. J Ultrasound, 2018, 21(3): 183-195.

[2]　LIU J, COPETTI R, SORANTIN E, et al. Protocol and guidelines for point-of-care lung ultrasound in diagnosing neonatal pulmonary diseases based on international expert consensus[J]. J Vis Exp, 2019, 6(145): 58990.

[3]　中华医学会儿科学分会围产医学专业委员会，中国医师协会新生儿科医师分会超声专业委员会，中国医药教育协会超声医学专业委员会重症超声学组，等. 新生儿肺脏疾病超声诊断指南 [J]. 中华实用儿科杂志, 2018, 33(14): 1057-1064.

[4]　STADLER J A M, ANDRONIKOU S, ZAR H J. Lung ultrasound for the diagnosis of community-acquired pneumonia in children[J]. Pediatr Radiol, 2017, 47(11): 1412-1419.

[5] PRINCIPI N, ESPOSITO A, GIANNITTO C, et al. Lung ultrasonography to diagnose community-acquired pneumonia in children[J]. BMC Pulm Med, 2017, 17(1): 212.

[6] LIU J, LIU F, LIU Y, et al. Lung ultrasonography for the diagnosis of severe pneumonia of the newborn[J]. Chest, 2014, 146 (2): 483-488.

[7] 刘敬, 王华伟, 韩涛, 等. 肺脏超声诊断新生儿感染性肺炎 [J]. 中华围产医学杂志, 2014, 17(7): 468-472.

[8] 中国医药教育协会超声医学专业委员会重症超声学组. 感染性肺炎超声诊断专家建议 [J/OL]. 中华医学超声杂志 ( 电子版 ), 2020, 17(3): 244-250. DOI:10.3877/cma.j.issn.1672-6448.2020.0003.

[9] LIU J, CAO H Y, FU W. Lung ultrasonography to diagnose meconium aspiration syndrome of the newborn[J]. J Int Med Res, 2016, 44(6): 1534-1542.

第七章

# 7 新生儿肺不张的超声诊断

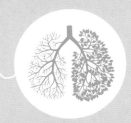

# 第一节　基本常识

因任何原因导致肺脏不能扩张或引起肺组织萎陷，不能充气扩张或通气血流比值失调而失去正常功能时，则称为肺不张（pulmonary atelectasis），可累及一个肺叶、肺段，甚至整个肺脏。严格来说，肺不张是指出生后肺从未充盈过气体，因此，实际上是先天性肺不张；而那些已经充气的肺组织又失去原有的气体属于肺萎陷（pulmonary collapse），但多习惯把它们统称为肺不张。肺不张往往不是一个独立的疾病，而是其他疾病的并发症，也是新生儿呼吸困难、病情迁延、撤机困难的常见原因，可为完全性肺不张或部分性肺不张。

# 第二节　新生儿肺不张的分类

根据其病因，可将肺不张分为以下 3 类。

1. 压迫性肺不张：各种原因引起的肺实质或支气管受压，在新生儿期，常见于以下情况。①肺脏膨胀受限制：胸腔内负压减低或压力增高而压迫肺组织，如胸腔积液、积气、脓胸、血胸、乳糜胸、膈疝、心脏显著增大等；②膈肌运动障碍：由于膈神经麻痹或腹腔内压力增高所致，如各种原因引起的大量腹腔积液；③支气管受外力压迫：由于肿大的淋巴结、肿瘤或囊肿的压迫，支气管管腔堵塞，空气不能进入肺组织；④扩大的左心房及肺动脉可压迫左总支气管导致左侧肺不张。

2. 阻塞性肺不张：各种原因引起的支气管—细支气管内腔阻塞，在新生儿期，常见于以下情况。①支气管腔—细支气管内黏稠分泌物堵塞：新生儿呼吸道狭小，容易被阻塞。当患肺部炎性疾病时支气管黏膜肿胀、平滑肌痉挛，黏稠分泌物可阻塞呼吸道引起肺不张；②较长时间的全身麻醉、深麻醉或长时间大剂量使用镇静剂、肌松剂等情况下，由于刺激引起支气管痉挛，支气管分泌物增加，而咳嗽反射受到抑制或消失，分泌物更易堵塞管腔，引起肺不张，尤其见于小胎龄早产儿和低体重儿；③异物：异物堵塞支气管或细支气管可引起大叶性或肺段性肺不张，甚至引起双侧或一侧肺不张，如胎粪吸入、乳汁吸入或胃内容物反流吸入等。

3. 非阻塞性肺不张：非阻塞性肺不张的主要原因如下。

（1）肺表面活性物质缺乏：表面活性物质缺乏则肺泡表面张力增大，肺泡回缩力增加，从而引起肺泡萎陷和微型肺不张（microatelectasis）。正常肺的表面张力为 6 dyn/cm，而当表面活性物质缺乏时，呼吸窘迫症婴儿的表面张力可达 23 dyn/cm。肺表面活性物质缺乏可见于：①早产儿肺发育不成熟，原发性肺表面活性物质缺乏；②肺部炎症（包括病毒感染）、重度窒息、胎粪吸入等致继发性肺表面活性物质生成减少及消耗增加；③肺水肿、肺出血、吸入的胎粪等物质使表面活性物质破坏及变性。

（2）呼吸过浅：如手术后、应用镇静剂或肌松剂、昏迷、极度衰弱患儿均可出现呼吸过度浅表。当肺内压力减低到不足以抗拒局部表面张力时，就可逐渐引起肺泡关闭与肺不张。因此，刺激患儿深呼吸可防止肺泡关闭或可使因呼吸表浅而关闭的肺泡重新开放。

# 第三节　超声诊断

超声对肺不张有确切诊断价值，其主要超声影像学特点如下[1-3]。

1. 肺实变伴支气管充气征：严重者可见平行排列的支气管充气征或支气管充液征。

2. 动态支气管充气征：严重或大面积肺不张早期，在实时超声下可见动态支气管充气征；当病程较久，发展至晚期时，则动态支气管充气征常消失。

3. 在程度较重的大面积肺不张实变区边缘多较为清晰、规则、锐利，如为小范围局限性肺不张，则实变区边缘与周围肺组织可能界限不明显。

4. 肺搏动与肺滑：在严重或大面积肺不张早期，实时超声下常可见肺搏动、肺滑往往消失；但在小范围局限性肺不张，肺搏动常不明显、肺滑仍可存在。

5. 实变区胸膜线异常及 A-线消失，而非实变区仍可存在。

6. 彩色多普勒超声于实变区可见肺血流（频谱），这是不张肺组织能够恢复的生理基础；当肺不张发展至晚期时，肺血供可完全消失。

肺不张典型超声图谱（图 7-3-1~ 图 7-3-9）。

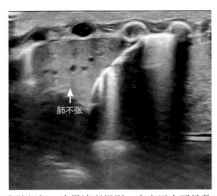

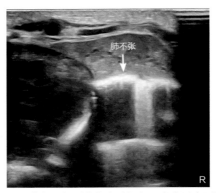

近四边形实变肺组织，边界清晰规则，实变区内可见数个无回声暗区，为支气管充液征。

边界清晰、规则的实变肺组织，实变区内可见支气管充液及少许支气管充气征。

图 7-3-1　肺不张的超声表现

图 7-3-2　肺不张的超声表现

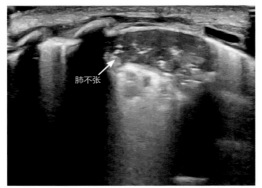

边界清晰、规则的实变肺组织，实变区内可见明显支气管充气征。

图 7-3-3　肺不张的超声表现

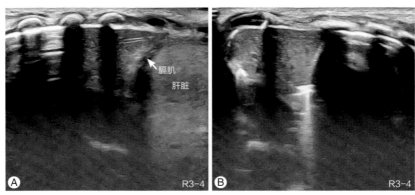

边界清晰、规则的实变肺组织，实变区内可见明显支气管充气征（A. 探头与肋骨垂直扫查显示肺不张累及2个肋间隙的肺组织；B. 探头沿肋间隙平行扫查显示累及一个肋间隙的肺实变）。

图 7-3-4　肺不张的超声表现

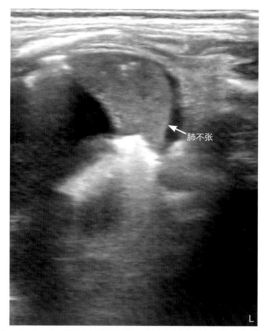

边界清晰、规则的月牙形实变肺组织，实变区内可见少许支气管充气征。

图 7-3-5　肺不张的超声表现

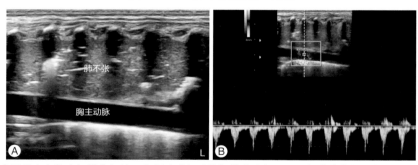

A. 左侧肺脏大面积实变伴支气管充气征，实变区下方可见条形无回声区；B. 频谱多普勒超声显示动脉血流频谱，证实为胸主动脉。

图 7-3-6　肺不张的超声表现

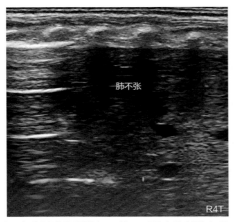

超声清晰显示一个肋间隙胸膜线与A-线，而其余肋间隙表现为典型肝样变的肺组织，即肺实变，边界规则，未见明显支气管充气征，图中3个囊腔样无回声区，为支气管充液征。

图 7-3-7　肺不张的超声表现

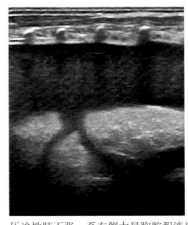

压迫性肺不张。系右侧大量胸腔积液患儿，由于积液量过多，致右侧肺脏的三叶均严重受压至不张状态。图中清晰显示被压迫的3个肺叶。

图 7-3-8　肺不张的超声表现

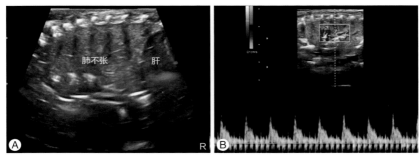

整个右侧肺脏实变不张，支气管充气征基本消失（A），但多普勒超声显示实变区肺组织存在明显血供（B）。血供存在是实变和不张的肺组织日后仍能够复张（恢复正常）的必备条件。

图 7-3-9　肺不张的超声表现

　　但外国文献在用超声诊断肺不张时有 1 条标准，就是实变区内不存在血供。这里需要读者明白的是，实变区内血供消失是肺不张发展至晚期的表现，在这种情况下，不张的肺将很难再恢复正常。而超声的优势之一即是对肺部病变做出早期诊断。因此，在血供消失之前采取合理正确的处置方式促使肺复张，从而可以改善患儿预后。

# 第四节　隐匿性肺不张

　　研究发现超声诊断肺不张的敏感度远远高于胸部 X 线，超声诊断肺不张的敏感度为 100%，而 X 线仅能发现 75% 左右的肺不张。我们把那种超声能够发现而胸部 X 线没有发现，但经 CT 证实存在的肺不张，称为隐匿性肺不张（occult atelectasis）[3]。隐匿性肺不张主要表现为孤立存在、大小不一的肺实变，实变区的边界可能没有那么清晰规则，可伴或不伴支气管充气征（动图 7-4-1~ 图 7-4-3）。

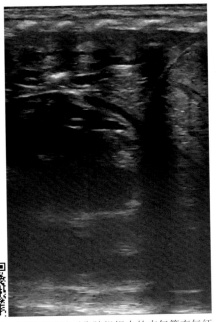

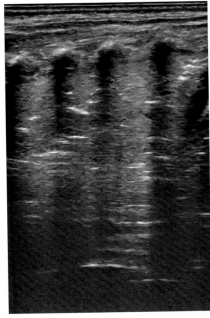

肺不张患儿。视频中可见不张肺组织内的支气管充气征和支气管充液征，实变范围较大已临近心脏边缘。当心脏搏动时，可见其上方实变的肺组织随心脏的搏动而搏动，即肺搏动。

**动图 7-4-1　肺搏动**

肺不张患儿。视频中可见实变区肺组织内的支气管充气征随着呼吸运动而动态变化，即支气管充气征。

**动图 7-4-2　支气管充气征**

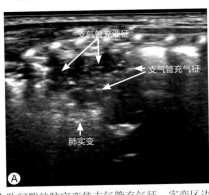

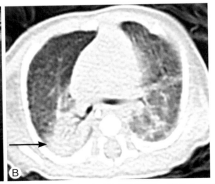

A. 累及3~4个肋间隙的肺实变伴支气管充气征，实变区边界不是特别规则，但仍界线清楚。患儿为超早产儿，对氧长期依赖而诊断为支气管肺发育不良。B. 胸部X线显示肺野模糊，未见具体、明确病灶，肺脏超声提示存在局限性肺不张，并经胸部CT证实（箭头）。

**图 7-4-3　隐匿性肺不张的超声表现**

# 第五节　假性肺不张

肺脏超声的开展，提高了我们对新生儿肺脏疾病诊断的准确性和可靠性，研究发现很多经传统胸部 X 线诊断为肺不张的疾病并非真正的肺不张，而是把其他生理或病理现象误认为肺不张，其中最常见的是把胸腺误认为肺不张。我们把这种经胸部 X 线误认为肺不张而后经超声或 CT 证实并非真正肺不张的所谓肺不张，称为假性肺不张（pseudoatelectasis）[4, 5]。新生儿期，由于其胸腺往往比较大，常引起纵隔阴影增宽或一侧胸腔内肿块影，在胸部 X 线上常被误诊为肺不张而给予不恰当治疗或过度治疗，而肺脏超声则能非常容易把它们区分开。此时，当探头置于背部扫查时往往无异常发现，但当探头移至前胸部位扫查时，则可发现在 X 线上诊断为肺不张的肿块实为胸腺（图 7-5-1）。

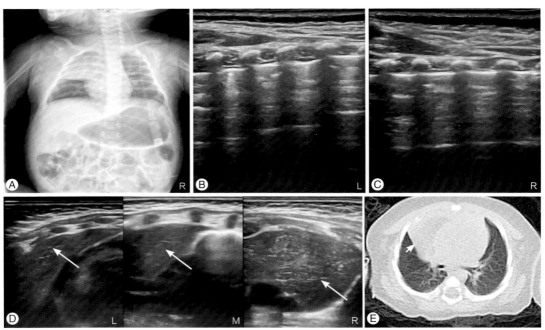

患儿系胎龄35$^{+2}$周早产儿，出生后2个月因胸部X线提示肺不张（A）入院。入院后肺脏超声自背部扫查未见明显异常（B、C），于是将超声探头移至前胸部位扫查，发现胸部X线所示"肿块"实为胸腺（D，箭头），后经胸部CT检查证实为胸腺而非肺不张（E，箭头）。

图 7-5-1　假性肺不张

# 第六节 肺实变与肺不张的区别

本来，肺实变与肺不张的鉴别应该不是一个问题，但在每次新生儿肺脏超声学习班期间，或日常工作中，均经常会有人问到肺实变与肺不张如何区别，这个问题反映了部分学员或读者对肺脏超声的基本概念仍没有真正理解。因此，有必要对其予以解释。

可以从以下几个方面理解。第一，根据前述基本知识和病因分类，可知肺不张并非一个独立的疾病，而是由其他疾病引起的一种并发症；第二，从病理和超声学的角度来讲，肺不张的本质也是肺实变，因此，在本质上二者没有区别；第三，由于肺不张最常见的原因是支气管-细支气管阻塞，此时的肺实变往往累及整个支气管肺段或肺叶，因此实变范围往往较大、实变区边界也较为规则。我们在工作中把这种范围相对较大、边缘较为规则的肺实变称为肺不张。由于肺不张是一个并发症，故可作为一个独立的诊断；而边界不规则者称为肺实变，肺实变是一个超声术语，因此不能作为一个独立的诊断（图 7-6-1）。

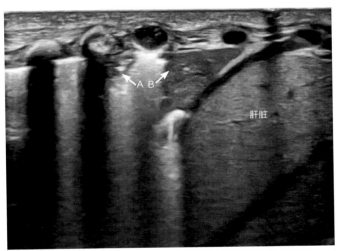

A与B箭头所示均为肺实变，但A为局限于胸膜下的轻微实变、边界不规则，在超声描述上指出为肺实变即可；实变区B边界清楚、规则，可以认为是该处肺组织的不张。

**图 7-6-1 肺实变与肺不张的区别**

## 参考文献

[1] 中华医学会儿科学分会围产医学专业委员会, 中国医师协会新生儿科医师分会超声专业委员会, 中国医药教育协会超声医学专业委员会重症超声学组, 等. 新生儿肺脏疾病超声诊断指南 [J]. 中华实用儿科杂志, 2018, 33(14): 1057-1064.

[2] LIU J, COPETTI R, SORANTIN E, et al. Protocol and guidelines for point-of-care lung ultrasound in diagnosing neonatal pulmonary diseases based on international expert consensus[J]. J Vis Exp, 2019, 6(145): 58990.

[3] LIU J, CHEN S W, LIU F, et al. The diagnosis of neonatal pulmonary atelectasis using lung ultrasonography[J]. Chest, 2015, 147(4): 1013-1019.

[4] 刘敬. 新生儿常见肺疾病诊断: 超声替代 X 线的必要性与可行性 [J]. 中国小儿急救医学, 2019, 26(8): 565-570.

[5] LIU J, LOVRENSKI J, HLAING A Y, et al. Neonatal lung diseases: lung ultrasound or chest x-ray[J]. Journal of Maternal-Fetal & Neonatal Medicine, 2019, 34(7): 1-6.

8 第八章

# 新生儿肺出血的超声诊断

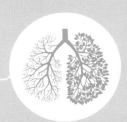

# 第一节　基本常识

肺出血（pulmonary hemorrhage of the newborn，PHN）是新生儿临床常见的危重疾病，其发生率在活产婴儿中高达 1‰~12‰，在有高危因素的新生儿中发生率可上升至 50‰[1]，其病因复杂、起病凶险、病情进展快，在呼吸机普遍应用之前是导致新生儿死亡的最常见重症肺脏疾病之一[2]。PHN 最常发生于出生后最初几天，其中发生于出生后 24 小时之内者占 70%、72 小时之内者占 80%、1 周之内者占 90%，出生 1 周之后发病者不到 10%[1]。根据我们的观察，又以在出生后 6 小时内发病，尤其是在出生后 1~2 小时内发病者居多，其中有不少患儿刚一出生即发生肺出血，多为严重宫内感染所致，其次与重度窒息或胎粪吸入有关。肺出血时肺泡和肺间质均可以出血，但以肺泡出血为主，肺泡结构破坏、肺泡毛细血管充血扩张。从病理角度，肺出血可以分为 3 类，点状出血、局灶性出血和弥漫性出血，其中以局灶性出血最常见，其次为弥漫性出血，以点状出血少见。

长期以来，对肺出血的早期诊断缺乏准确可靠的手段。主要依赖病史、临床表现、相关实验室检查和胸部 X 线表现等辅助诊断肺出血。胸部 X 线检查在肺出血的诊断中占据重要地位。当发生肺出血时，X 线的典型表现为：①双侧肺脏透过度降低，出现广泛性、斑片性或局灶性磨玻璃样变；②肺血管淤血影：两肺门血管影增多，呈粗颗粒网状影像；③心影扩大，以左心室增大为主，严重者心胸比例可大于 0.6；④大量（严重）肺出血：两肺透过度显著降低，可呈白肺样改变[3]。但 X 线并不能对肺出血做出明确诊断，最终诊断往往依靠自口鼻腔或气管插管内涌出或吸出的血性液体，而此时已非肺出血早期。

# 第二节　超声诊断

国际上率先报道了超声对肺出血的诊断价值[4, 5]，我们通过对肺出血患儿的肺脏超声表现进行长期系统研究与观察，认为超声诊断肺出血准确可靠，尤其重要的是，肺出血的超声表现可早于肺部湿啰音的大量出现和口鼻腔或气管插管内有血性液体的出现，因此，超声对肺出血的早期诊断更有价值。

超声诊断肺出血，主要依据以下征象[4~8]。

1. 碎片征：是肺出血最常见的超声征象。当实变肺组织与充气肺组织无明确分界时，在二者之间所形成的高回声反射影像称为碎片征。碎片征并非肺出血的特有征象，在大面积以实变为主要表现的肺部疾病，如重症肺炎、MAS 等均可见到，但在肺出血时最常见。在出血程度较重一侧肺脏的大面积实变区边缘，常形成碎片征；在出血程度较轻的一侧肺脏或肺出血早期，可以碎片征为主要表现（图 8-2-1）。碎片征应注意与肺实变伴支气管充气征相鉴别，点状高回声所在区域内肺野回声与该区域外肺野回声相同，可以排除肺实变。

2. 肺实变伴支气管充气征：肺实变的原因与原发病和肺出血本身有关，但后者以血液堵塞末梢支气管致肺泡不张为主（图 8-2-2）。因此，随着原发病和出血程度的不同，肺实变的程度也不同，出血程度较重者常见较大范围实变，而轻度出血者可仅见局限于胸膜下的小范围实变，轻度肺出血或出血早期则无肺实变。

3. 胸腔积液：80%~85% 以上的肺出血患儿可有不同程度的单侧或双侧胸腔积液，胸腔穿刺可证实积液为血性。血性胸腔积液是肺脏超声开展后对肺出血形成的新认识，既往在教科书或参考书中从未提及发生肺出血时可有胸腔积液，尤其是血性积液。在研究肺出血的超声诊断过程中，我们发现多数患儿存在胸腔积液，曾感到疑惑；后对大量积液患儿实施胸腔穿刺，证实为血性胸腔积液（图 8-2-3），而这种穿刺治疗，也促进了疾病的恢复。可能与肺出血的始动因素（如感染与炎性反应等）引起脏层胸膜损伤及渗透性增加，导致血液漏出（为主）和（或）渗出至胸膜腔有关。因此，肺脏超声的开展，不仅改变了我们对疾病的传统认识，也改变了我们对疾病的传统管理理念，从而改善了患儿的预后。此外，重度出血、胸腔积液（血）量较大及病程较久者，在积液内还可见纤维蛋白变性形成的纤维条索状漂浮物且可形成伪影（图 8-2-4，动图 8-2-5），在实时超声下可见此纤维条索状物随积液的运动而漂浮于其中。严重出血患儿，在实变的肺组织内也可见积液，同样考虑为出血（动图 8-2-6~图 8-2-8）。

4. 肺不张：少数重度患儿常有不同程度的肺不张，与原发病和出血程度有关。

5. 胸膜线异常与 A-线消失：见于所有肺出血患儿，胸膜线异常表现为病变区胸膜线消失、增粗、模糊或连续性中断等。

6. 肺水肿：在少数轻度患儿或重度肺出血的急性期，以肺水肿（在超声上表现为肺间质综合征）为主要表现（图 8-2-9，图 8-2-10）。

7. 肺出血是较难以诊断的肺疾病，为了便于读者掌握用超声诊断肺出血，以下几点较有使用价值：①肺脏超声表现为肺实变＋胸腔积液＋支气管冲液征：首先考虑为肺出血，并按照肺出血治疗；②肺脏超声表现为肺实变＋胸腔积液＋纤维条索状影，则可基本确诊肺出血。

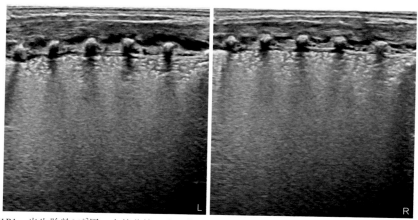

患儿，男，G1P1，出生胎龄31<sup>+2</sup>周，自然分娩，出生体重1700克。出生后10分钟出现严重呼吸困难、口吐泡沫、青紫及三凹征（+），立即给予气管插管，可见新鲜血性分泌物自气管插管内涌出。给予适当止血处理后，在呼吸机辅助呼吸下于出生后78分钟转入本院。肺脏超声显示双侧肺野大面积不规则点片状高回声（碎片征）及双侧胸腔见少许积液。

图 8-2-1　肺出血的超声表现：碎片征

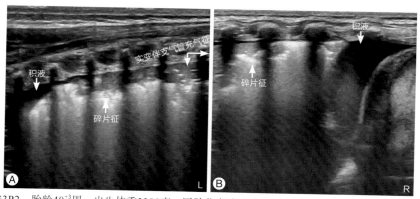

患儿，男，G3P2，胎龄40<sup>+3</sup>周，出生体重3380克。因胎儿窘迫（胎心90次/分、持续时间＞2分钟剖宫产分娩，羊水Ⅲ度污染，出生时窒息、肌张力低、呼吸不规则、青紫，气管插管内吸出含胎粪样颗粒分泌物5 mL。A. 出生后2小时患儿呼吸困难加重，复查超声显示左侧肺脏实变伴支气管充气征、实变区边缘明显碎片征及少许胸腔积液；B. 右侧肺脏散在实变、肺下叶不张及大量胸腔积液。考虑为肺出血，随即气管插管内吸出新鲜血性液体，证实为肺出血。

图 8-2-2　肺出血的超声表现：肺实变＋碎片征＋胸腔积液

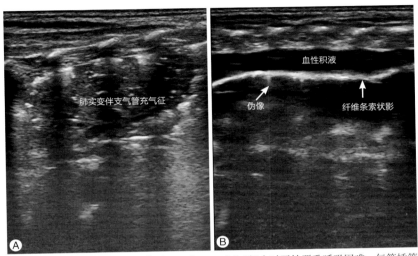

患儿系G2P1，胎龄33$^{+3}$周，自然分娩，出生体重2160克。A. 出生后2小时开始严重呼吸困难，气管插管内涌出新鲜血性液体。肺脏超声显示左侧肺脏大面积实变伴支气管充气征，实变区边缘为碎片征；B. 右侧胸腔大量积液，穿刺证实为血液，积液内可见破坏的细胞、蛋白质等变性形成的纤维条索状影及其形成的伪像。

**图8-2-3　肺出血的超声表现：肺实变 + 胸腔积液 + 纤维条索状影**

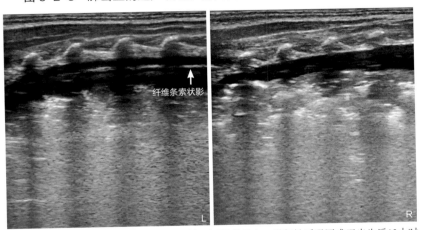

患儿，男，37$^{+1}$周，剖宫产，体重4600克，羊水Ⅲ度污染。因胎粪吸入、进行性呼吸困难于出生后13小时入院。入院后出现大量肺出血。肺脏超声显示双侧肺脏实变伴支气管充气征和碎片征，胸膜线与A-线消失。双侧可见胸腔积液，右侧积液内可见纤维素沉着形成的漂浮物，实时超声下可见漂浮物随呼吸运动而波动（动图8-2-5）。胸腔穿刺证实积液为血性积液。

**图8-2-4　肺出血的超声表现：肺实变 + 胸腔积液 + 纤维条索状影**

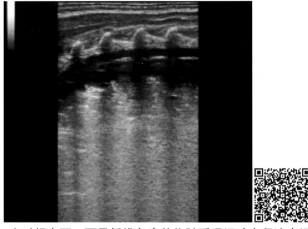

动图 8-2-5    实时超声下，可见纤维条索状物随呼吸运动在积液内运动

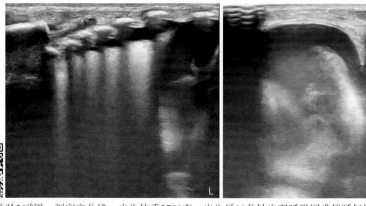

患儿，男，胎龄36⁺⁶周，剖宫产分娩，出生体重2700克。出生后10分钟出现呼吸困难伴呼气性呻吟，进行性加重。出生后30分钟入院。入院时肺脏超声显示双侧肺脏轻度实变伴支气管充气征，但双侧大量胸腔积液，实时超声下可见积液内漂浮物，胸腔穿刺抽出大量血性液体。

动图 8-2-6    肺出血的超声表现

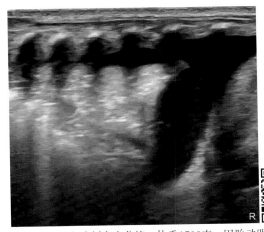

患儿，女，G2P1，胎龄33周，因胎儿窘迫急诊剖宫产分娩，体重1700克。因胎动明显减少5天入院，入院时胎心监护提示胎心变异消失及晚期减速。出生时仅有心跳（＜30次/分）、无自主呼吸、对刺激无反应，给予气管插管正压通气、心脏按压和肾上腺素应用后，Apgar评分2-6-7-8分/1-5-10-20分。入院时即发生严重弥散性血管内凝血（disseminate intravascular coagulation，DIC）：APTT 58秒、PT 113秒、TT 29秒、Fbg 1.0g/L、D-D 13.2 mg/L、FDP 46 mg/L。补充纤维蛋白原迅速下降至0，每天补充联合大剂量抗纤溶药物应用：仍连续2天为0。除DIC、HIE外，入院后相继发生呼吸窘迫综合征、肺出血、持续胎儿循环、毛细血管渗漏综合征（数小时内血浆蛋白由入院时的31 g/L迅速下降至15.6 g/L）、休克、多脏器衰竭等多种严重并发症。肺脏超声显示严重肺实变伴支气管充气征、碎片征、大量胸腔积液等。胸腔穿刺抽出大量血性积液。

**动图 8-2-7　肺出血的超声表现**

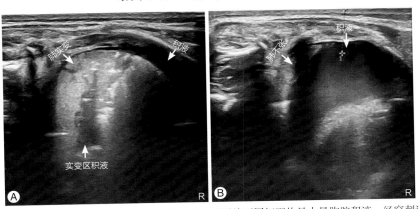

肺出血患儿，右侧肺脏超声所见。探头与肋骨平行扫查，两图从不同切面均见大量胸腔积液，经穿刺证实为血性液体。A. 可见较大范围肺实变伴支气管充气征，实变区内无回声液性暗区，考虑为肺组织内出血；B. 除见大量积液外，尚可见肺脏底处形成肺不张。胸腔穿刺抽出大量血性积液。

**图 8-2-8　肺出血的超声表现：肺实变＋实变区积液＋胸腔积液**

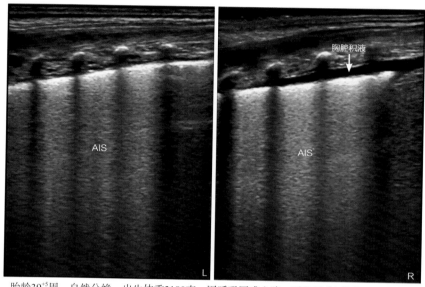

患儿系G1P1，胎龄39⁺⁵周，自然分娩，出生体重3180克。因呼吸困难入院，呼吸困难逐渐加重，10小时后自气管插管内吸出血性分泌物。肺脏超声显示双侧肺脏呈肺间质综合征改变、胸膜线模糊、A-线消失，右侧胸腔尚可见少许积液；AIS：肺间质综合征。

图 8-2-9　肺出血的超声表现：肺水肿 + 胸腔积液

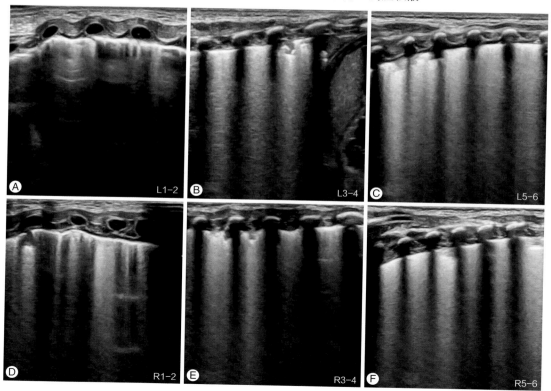

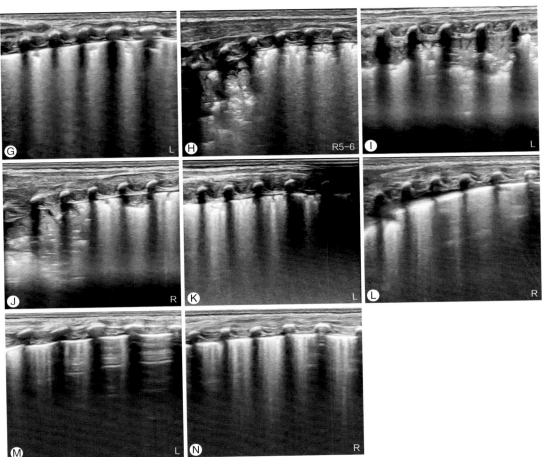

患儿，男，G2P1，胎龄40$^{+1}$周，自然分娩，出生体重3650克。无宫内窘迫、无窒息、无胎膜早破、母孕期无任何高危因素。出生后17分钟出现呼吸困难，37分钟后转入NICU。入院时，PCT < 0.1 ng/mL、CRP < 0.5 mg/L，生后6小时分别升高至PCT < 17.3 ng/mL、CRP < 2.6 mg/L，出生后18小时分别升高至PCT < 46.9 ng/mL和CRP < 25.1 mg/L，提示为宫内感染所致肺出血。A～C. 出生后40分钟，超声显示左侧肺脏主要表现为水肿，左腋下和背部局灶性胸膜下微小实变；D～F. 出生后40分钟，超声显示左侧肺脏主要表现为水肿，右前胸、腋下和背部均见局灶性胸膜下微小实变；G、H. 出生后1.5小时，左侧肺脏仍以水肿为主要表现，伴胸膜下微小实变，右侧肺脏病变则明显加重，尤其右侧肺脏上野实变严重，实变区可见支气管充液征及少许胸腔积液，不排除出血可能；I、J. 出生后3.0小时，双侧肺脏病变均进一步加重，实变较前加重，实变区可见支气管充气征和支气管充液征，实变区边缘可见少许碎片征，考虑为肺出血，同时支气管插管内吸出大量新鲜血液，调整治疗方案，提高呼吸机参数，按照肺出血治疗；K、L. 出生后9.0小时，调整治疗方案后6小时，肺脏病变明显减轻，实变基本消失，以水肿为主要表现；M、N. 出生后18小时，调整治疗方案后15小时，肺脏病变明显减轻，肺实变完全消失，仅存在轻微水肿，安全撤机。

图 8-2-10　肺出血动态变化

# 第三节　注意事项

　　超声诊断肺出血具有高度敏感性，可在气管插管或口鼻腔内有血性液体出现之前做出诊断，并可用于疾病的动态观察，有助于医师及时了解和掌握肺部病变状况，以及指导治疗和改善患儿预后。

　　需要注意的是，上述介绍的肺出血超声影像学特点均非肺出血的特异度改变，在其他肺脏疾病中也可出现。因此，在新生儿常见肺脏疾病中，肺出血的超声诊断是比较困难和复杂的。需要对肺脏超声有充分的理解、掌握及长期的实践经验，并结合临床才能做出诊断。超声医师需要对肺脏超声有充分的掌握和理解，经过深入学习和系统培训，并在获得一定经验后结合临床才有可能做出正确诊断。

　　肺出血的典型超声图谱见（图 8-2-1~ 图 8-2-10 ）。

## 参考文献

[1]　BERGER T M, ALLRED E N, Van Marter L J. Antecedents of clinically significant pulmonary hemorrhage among newborn infants[J]. J Perinatol, 2000, 20(5): 295-300.

[2]　ZAHR R A, ASHFAQ A, MARRON-CORWIN M. Neonatal pulmonary hemorrhage[J]. NeoReviews, 2012, 13(5): 302-306.

[3]　ALRAJAB S, YOUSSEF A M, AKKUS N I, et al. Pleural ultrasonography versus chest radiography for the diagnosis of pneumothorax: review of the literature and meta-analysis[J]. Crit Care, 2013, 17(5): R208.

[4]　刘敬 , 付薇 , 陈水文 , 等 . 新生儿肺出血的超声诊断 [J]. 中华儿科杂志 , 2017, 55(1): 46-49.

[5]　REN X L, FU W, LIU J, et al. Lung ultrasonography to diagnose pulmonary hemorrhage of the newborn[J]. J Matern Fetal Neonatal Med, 2017, 30(21): 2601-2606.

[6]　中华医学会儿科学分会围产医学专业委员会 , 中国医师协会新生儿科医师分会超声专业委员会 , 中国医药教育协会超声医学专业委员会重症超声学组 , 等 . 新生儿肺脏疾病超声诊断指南 [J]. 中华实用儿科临床杂志 , 2018, 33(14): 1057-1064.

[7]　LIU J, SORANTIN E, CAO H Y. Neonatal Lung Ultrasonography[M]. 1 Ed, Springer Nature, The Netherlands: Van Godewijckstraat, 2018: 103-110.

[8]　刘敬 , 曹海英 , 程秀永 . 新生儿肺脏疾病超声诊断学 [M]. 2 版 . 郑州 : 河南科学技术出版社 , 2019: 191-202.

9 第九章

# 新生儿气胸的超声诊断

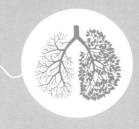

# 第一节  基本常识

胸膜腔由胸膜壁层和脏层构成，是不含气的密闭潜在性腔隙。任何原因使胸膜破裂，空气进入胸膜形成胸腔内积气即称为气胸（pneumothorax）。气胸的形成多是由于肺组织支气管破裂，空气逸入胸膜腔；或因胸壁损伤穿破胸膜，胸膜腔与外界相通，外界空气进入所致。气胸是新生儿肺气漏（包括气胸、纵隔积气、肺气肿、心包积气和气腹等）最常见形式。任何原因引起的肺泡充气不均都可造成肺泡破裂，气体进入肺间质形成间质气肿。间质气肿可直接破入胸腔形成气胸，亦可沿血管、淋巴管或支气管周围到达纵隔形成纵隔气肿。纵隔的气体亦可进入胸腔形成气胸；如沿大血管进入心包则形成心包积气，进入皮下组织则形成皮下气肿，进入腹腔形成气腹，偶可见到空气破入毛细血管或淋巴管形成空气栓塞。由于胸膜腔内的压力被抵消，使伤侧部萎陷。小量气胸，肺萎陷在 30% 以下者，对呼吸和循环功能影响较小，多有明显临床症状。大量气胸，患儿可出现呼吸困难和发绀，气管向健侧移位，伤侧胸部叩诊呈鼓音，呼吸音减弱或消失。胸部 X 线检查可显示不同程度的肺萎陷和胸腔积气，有时可伴有少量积液。气胸形成后胸膜腔内压力升高，甚至负压变为正压，使肺脏压缩，静脉回心血流受阻，从而产生不同程度的肺心功能障碍，可分为闭合性气胸、开放性气胸和张力性气胸 3 种类型。

新生儿气胸的常见高危因素如下。

1. 肺部疾病：肺气漏是新生儿肺部疾病的常见并发症，如肺透明膜病、胎粪吸入综合征、肺部感染、肺发育不良、膈疝等。

2. 医源性：窒息复苏不当、医源性肺脏破裂、胸外按压时致肋骨骨折。

3. 呼吸机应用不当：呼气压力过高、吸气末期压过高、呼吸不协调、气管内插管及抽吸管引起肺破裂。

4. 原因不明：虽经仔细检查，但仍有少数患儿的气胸查不出明确原因，称为自发性气胸。

长期以来，胸部 X 线是诊断气胸最常用的手段，但其敏感度和准确度不高，甚至有报道高达 50% 以上胸部外伤患儿的气胸被胸部 X 线漏诊。CT 检查气胸的准确率虽然较高，但也存在一定的缺陷，如严重的放射性损伤、需要搬运患儿，以及相对较高的费用等，尤其对危重症患儿有很大局限性。

# 第二节 超声诊断

## 一、检查程序

1. B 型超声扫查：是肺部疾病诊断包括气胸诊断最重要的扫查模式。首先将探头与肋骨垂直进行垂直扫查，然后将探头旋转 90° 沿着肋间隙进行平行扫查。观察胸膜线、A-线和 B-线是否存在，同时在实时超声下观察是否存在肺滑和肺点。无论是垂直或平行扫查，均遵循从上到下、从内到外的顺序。其中垂直扫查最重要，但平行扫查往往更有助于发现轻-中度气胸时的肺点。

2. M 型超声扫查：通常 B 型超声即可对气胸做出明确诊断。但初学者或经验不足者或在 B 型超声下难以定论时，可在完成 B 型超声扫查后，借助 M 型超声进一步确诊。在进行 M 型超声扫查时，宜将取样线置于在 B 型肺超声下肺滑消失的部位或可疑肺点的部位进行扫查。

## 二、气胸的超声诊断依据

肺脏超声诊断气胸，主要依据以下征象[1-3]。

1. 实时超声下肺滑消失：是肺脏超声诊断气胸最重要的征象，如存在可基本排除气胸。

2. 存在胸膜线与 A-线：否则，可基本排除气胸。

3. 无 B-线：如存在，也可基本排除气胸。

4. 明确存在的肺点：是气胸较为特异度的征象，如存在，则为轻-中度气胸；否则可能为重度气胸。

5. 通常情况下，B 型超声就能够对气胸做出明确诊断，必要时可行 M 型超声进一步确诊，如在 M 型超声下呈平流层征（而不是沙滩征）或可见肺点，则可进一步确诊为气胸。简而言之，即在 B 型超声下呈竹节征、M 型超声下呈平流层征、实时超声下肺滑消失即可确诊为气胸；如存在肺点则多为轻-中度气胸，否则为重度气胸。

此外，我们近期研究发现，以下征象对气胸的诊断也具有重要价值。

1. 患儿仰卧位：将探头置于前胸部位扫查时，心脏、胸腺等脏器影像消失。

2. 患儿仰卧位：将探头置于胸骨正中线扫查时，未发现胸腺影像，而清晰显示胸膜线和 A-线，可能为纵隔移位或纵隔气肿。

3. 双肺岛：在一个肺分区内，同时可见 2 个肺岛存在的现象。

# 第三节　超声分度

　　肺脏超声诊断气胸非常简便，但若要准确判断气胸的程度则有一定困难。我们在广泛征求意见的基础上，经过充分讨论，在 2020 年发布的《新生儿气胸超声诊断和超声监测下胸腔穿刺治疗术国际专家共识与建议》中，提出了结合患儿体位、气胸的超声表现等综合判断气胸程度的建议[3]。

　　1. 轻度气胸：仰卧位时，气胸的超声征象仅存在于前胸部；肺滑消失的范围小于整个肺野的 50%；容易发现肺点；如存在肺岛，则更肯定为轻度气胸。

　　2. 中度气胸：仰卧位时，在前胸和侧胸部位均可发现气胸的超声征象，肺滑消失的范围超过整个肺野的 50%；能够发现肺点。

　　3. 重度气胸：在前胸、腋下和背部均可发现气胸的超声征象，所有部位肺滑消失，没有肺点。

　　在实际工作中需要注意，超声下发现肺岛时应考虑轻度气胸的可能；但肺岛并非气胸的特异度征象，故发现肺岛不能肯定气胸的诊断，中间胸膜线与 A-线清晰显示的区域也可能为正常。此时，需要在实时超声下观察是否存在肺滑，如肺滑存在则可能为正常，否则可能为气胸。

　　我们长期的临床研究与应用经验及来自循证医学的证据，均表明超声诊断气胸较传统胸部 X 线更为准确可靠[4-6]。肺脏超声诊断气胸的敏感度高达 91%，而传统胸部 X 线仅为 39.8%~50.4%[4,5]；以 CT 检查为"金标准"的对照研究（动物实验），结果也显示在诊断轻度或小量气胸方面肺脏超声显著优于 X 线[6]。因此，建议用肺脏超声替代 X 线检查，常规用于新生儿气胸的诊断和鉴别诊断[7,8]。

气胸的典型超声图谱（动图 9-3-1~ 图 9-3-7）。

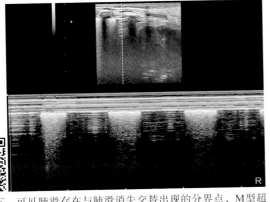
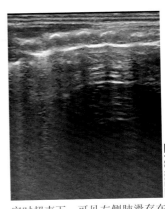

实时超声下，可见肺滑存在与肺滑消失交替出现的分界点，M 型超声下则可见沙滩征与平流层征交替出现的分界点，即肺点。存在肺点，提示为轻—中度气胸。因该患儿肺滑消失的范围小于肺野的 50%，故为轻度气胸。

**动图 9-3-1　肺点—轻度气胸**

实时超声下，可见左侧肺滑存在与右侧肺滑消失交替出现的分界点，即肺点。存在肺点，提示为轻-中度气胸。因该患儿肺滑消失范围超过肺野的 50%，故为中度气胸。

**动图 9-3-2　肺点—中度气胸**

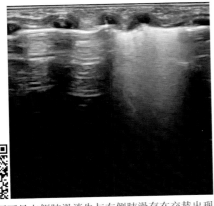
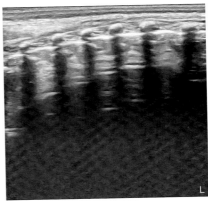

实时超声下可见左侧肺滑消失与右侧肺滑存在交替出现的分界点，即肺点。该患儿肺滑存在与肺滑消失的范围基本一致，为轻-中度气胸。

**动图 9-3-3　肺点—轻—中度气胸**

在 B 型超声下，胸膜线与 A-线清晰显示，实时超声下肺滑消失，未见肺点，为重度气胸。

**动图 9-3-4　重度气胸**

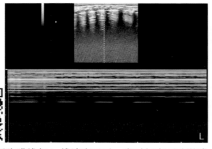

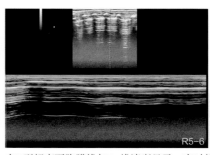

在B型超声下胸膜线与A-线清晰显示，实时超声下肺滑消失（上部），在M型超声下呈平流层征（下部），未见肺点，为重度气胸。

**动图 9-3-5　重度气胸（左侧）**

在B型超声下胸膜线与A-线清晰显示，实时超声下肺滑消失（上部），在M型超声下呈平流层征（下部），未见肺点，为重度气胸。

**动图 9-3-6　重度气胸（右侧）**

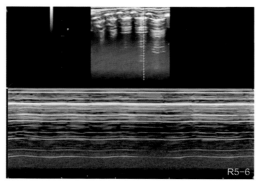

在B型超声下，胸膜线与A-线清晰存在（上部），M型超声下呈平流层征，未见肺点，为重度气胸。

**图 9-3-7　大量气胸**

下面，结合典型病例介绍气胸的其他超声征象。

病例一：患儿系 G2P1，胎龄 $35^{+3}$ 周，阴道分娩，出生体重 2230 克。因早产、呼吸困难于生后 2.5 小时入院。入院后肺脏超声检查显示在心前区部位存在 2 个肺岛，其中有 B-线的部位肺滑存在，而胸膜线与 A-线清晰显示的部位则肺滑消失，提示存在轻度气胸（动图 9-3-8）。

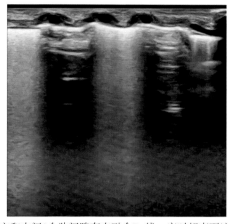

最下方的肋间隙存在B-线，最上方和中间1个肋间隙存在融合B-线，实时超声下这些肋间隙肺滑存在；而另外2个肋间隙则胸膜线与A-线显示清晰，实时超声下肺滑消失。根据肺岛的概念，这应该是存在2个肺岛、4个肺点，提示在这些肋间隙内存在气胸。根据气胸的超声判断标准提示为轻度气胸，不需要给予胸腔穿刺。但需严密动态观察病情变化，如继续发展则可能形成大量气胸。

**动图 9-3-8　双肺岛—轻度气胸**

病例二：患儿系 G3P3，胎龄 $38^{+1}$ 周，剖宫产分娩，出生体重 3210 克。因出生后 30 分钟呼吸困难于生后 3 小时入院，心电监护显示患儿心率 > 180 次 / 分。入院后肺脏超声检查结果图谱（动图 9-3-9~ 图 9-3-14 ）。

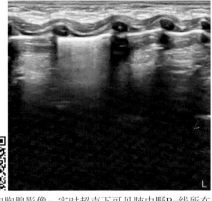

未见心脏和胸腺影像；实时超声下可见肺中野B-线所在部位肺滑存在，而肺上野及下野无B-线处则肺滑消失。因此，该处应该系存在两个肺点。

**动图 9-3-9　探头置于左前胸部位扫查**

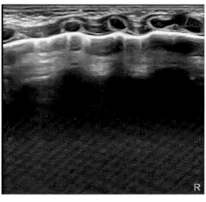

未见心脏和胸腺影像；可见B-线，实时超声下肺滑存在，未见肺点。

**动图 9-3-10　探头置于右前胸部位扫查**

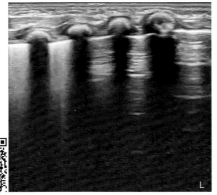

B型超声下可见左腋下部位上肺野存在B-线，实时超声下肺滑存在；而该部位下肺野胸膜线与A-线清晰显示，实时超声下该处肺滑消失，可见肺点。

**动图 9-3-11　探头置于左腋下部位扫查**

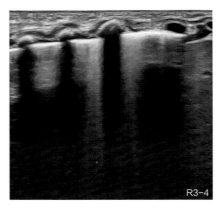

右侧腋下部位可见B-线，胸膜线模糊，未见A-线和肺点。

**图 9-3-12　探头置于右侧腋下扫查**

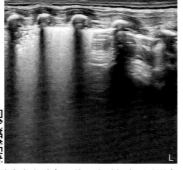

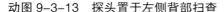

左侧背部上野存在肺实变和融合B-线，实时超声下肺滑存在；下肺野2个肋间可见胸膜线与A-线，未见B-线，实时超声下肺滑消失，可见肺点。

**动图 9-3-13　探头置于左侧背部扫查**

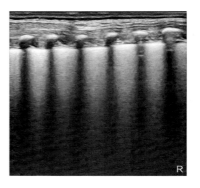

右侧背部肺脏呈磨玻璃样肺实变，胸膜线模糊，未见A-线，未见肺点。

**图 9-3-14　探头置于右侧背部扫查**

　　分析：从动图 9-3-9～图 9-3-14 可见，该患儿右侧胸腔无气胸，而左侧胸腔存在气胸；加之部分肋间肺野可见雪花征样肺实变和磨玻璃样肺实变，因此，该患儿应该诊断为 RDS 并发气胸（左侧）。但是也可以看出其左侧胸腔气胸的超声征象并非连续存在，那么，他是多发性气胸吗？需要穿刺吗？如果需要穿刺，应该从哪个部位穿刺呢？

　　鉴于该患儿同时存在 RDS，且心率持续增快（＞180 次 / 分），故决定实施胸腔穿刺术。置患儿于仰卧位，于左锁骨中线第 6 肋间隙（相当于心尖部）为穿刺点（图 9-3-15），计抽出气体 35 mL 后患儿心率稳定在 150 次 / 分，复查肺脏超声显示心前区心脏和胸腺影像出现（动图 9-3-16）。提示心前区心脏和胸腺影像消失，需考虑气胸可能，与胸腔内气体导致心脏和胸腺移位有关。

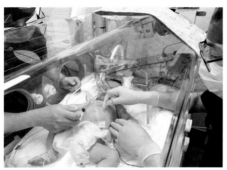

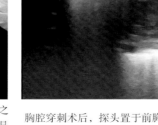

心尖部胸腔穿刺术的实施，也是肺脏超声开展的重要成就之一。在肺脏超声开展前，在该部位实施胸腔穿刺引流气体是不敢想象的。迄今，本科室已经实施多例心尖部胸腔穿刺术治疗新生儿气胸。

胸腔穿刺术后，探头置于前胸部扫查，心脏与胸腺影像出现。同时左侧胸腔其他部位气胸征象也消失，提示气体已被完全引流。

图 9-3-15　心尖部胸腔穿刺术　　　动图 9-3-16　胸腔穿刺术后

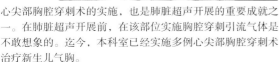

[1] 中华医学会儿科学分会围产医学专业委员会，中国医师协会新生儿科医师分会超声专业委员会，中国医药教育协会超声医学专业委员会重症超声学组，等. 新生儿肺脏疾病超声诊断指南 [J]. 中华实用儿科临床杂志，2018, 33(14): 1057-1064.

[2] LIU J, COPETTI R, SORANTIN E, et al. Protocol and guidelines for point-of-care lung ultrasound in diagnosing neonatal pulmonary diseases based on international expert consensus[J]. J Vis Exp, 2019, 6(145): 58990.

[3] LIU J, KUREPA D, FELETTI F, et al. International expert consensus and recommendations for neonatal pneumothorax ultrasound diagnosis and ultrasound-guided thoracentesis procedure[J]. J Vis Exp, 2020, 3(157): 60836.

[4] ALRAJHI K, WOO M Y, VAILLANCOURT C. Test characteristics of ultrasonography for the detection of pneumothorax: a systematic review and meta-analysis[J]. Chest, 2019, 141(3): 703-708.

[5] ALRAJAB S, YOUSSEF A M, AKKUS N I, et al. Pleural ultrasonography versus chest radiography for the diagnosis of pneumothorax: review of the literature and meta-analysis[J]. Critical Care, 2013, 17(5): R208.

[6] HWANG T, YOON Y, JUNG D, et al. Usefulness of transthoracic lung ultrasound for the diagnosis of mild pneumothorax[J]. J Vet Sci, 2018, 19(5): 660-666.

[7] 高月乔，邱如新，刘敬，等. 新生儿病房内超声替代 X 线检查诊断肺疾病二年临床实践 [J]. 中国小儿急救医学，2019, 26(8): 588-590.

[8] LIU J, LOVRENSKI J, HLAING A Y, et al. Neonatal lung diseases: lung ultrasound or chest x-ray[J]. The Journal of Maternal-Fetal & Neonatal Medicine, 2019, 34(7): 1-6.

# 10

第十章

## 早产儿支气管肺发育不良的超声诊断

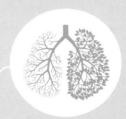

## 第一节　基本常识

支气管肺发育不良（bronchopulmonary dysplasia，BPD）是早产儿，尤其极早产儿和超早产儿常见严重呼吸系统问题，严重影响早产儿成活率和生存质量。自 BPD 被认识后的半个世纪以来，临床工作者对其病因与机制、诊断、治疗和预防等进行了方方面面的研究，甚至对其命名也有了几次更迭，由最初的慢性肺部疾病（chronic lung disease，CLD）改称为 BPD，以及后来的新型 BPD 和旧型 BPD 之分等。迄今，对 BPD 的认识并没有发生根本性变化，甚至尚未达成共识，其预后也没有得到很大改善，仍是影响或威胁存活早产儿远期生活与生存质量的主要原因之一[1]。

近年来，临床医师针对 BPD 的预防和治疗进行了大量研究，取得了重要进展。如早期应用（生后 2 天内）咖啡因（caffeine）、己酮可可碱（pentoxifylline）、利尿剂、支气管扩张剂（bronchodilators）、激素吸入和（或）全身应用、大环内酯类抗生素、白三烯受体拮抗剂（leukotriene receptor antagonist）、维生素 A、外源性表面活性剂（exogenous surfactant）、抗氧化剂（antioxidants）、一氧化氮、西地那非（sildenafil）、液体管理和营养干预（如 ω-3 长链多不饱和脂肪酸、左旋胱氨酸）、雌激素、促红细胞生成素（erythropoietin）及细胞治疗等[2, 3]。这些措施的采取对降低 BPD 发生率、减轻其程度及促进早产儿健康成活发挥了积极作用。

## 第二节　支气管肺发育不良患儿仍然存在 严重的近期或远期健康问题

早产儿，尤其 BPD 患儿仍然面临严峻的近期和远期健康问题。首先，是 BPD 的发生率并没有显著降低，只是 BPD 患儿的成活率有了较大幅度的提高。其次，成活 BPD 患儿存在严重的远期（婴儿期、儿童期和成年期）生存和生活质量问题，已经引起高度关注。这些远期损害包括但不限于持久性肺脏结构改变（包括肺脏结构紊乱、局灶性肺不张、局灶性支气管扩张、局灶性肺气肿和弥漫性肺纤维化等）、持久性呼吸功能异常（用力肺活量降低、第 1 秒用力呼气量降低、25%~75% 用力肺活量降低等），近 25% 的患儿存在气道梗阻，超过 50% 存在气道高反应；从而导致他们在婴儿期、儿童期和成年期均会存在严重的呼吸问题，包括存在显著的持续性肺功能障碍（persistent pulmonary dysfunction）、反复呼吸道感染、哮喘或哮喘样综合征（asthma-like symptoms）的发生率增加 2~3 倍、肺动脉高压及运动不耐受（exercise intolerance）等[4-6]，最终导致他们再入院率增加，甚至远期死亡率增加。除呼吸问题外，存活 BPD 患儿还可能存在神经方面的问题。巴西学者 Silva 等[5] 通过一项横断面回顾性调查研究，对 2014 年 1 月 1 日~2015 年 12 月 30 日期间诊断为 BPD 的 40 例患儿，于校正年龄 6 个月和 9 个月时进行随访，采用 Denver Ⅱ 发育筛查量表对其进行评估，发现他们存在严重的神经运动发育延迟。

# 第三节 对支气管肺发育不良的认识上尚存在诸多问题

## 一、支气管肺发育不良的定义或诊断标准仍未统一

有关 BPD 的诊断标准，近年来一直存在较大争议。目前，有关 BPD 研究的文献报道中所采用的诊断标准有 10 多种，但没有哪一种标准为临床所公认。由于采用的标准不同，即使对同一组病例，BPD 的发生率也相差很大。一项来自美国 13 个中心的研究，以校正胎龄 36 周为时间节点，对 2011—2013 年在这些中心住院且胎龄为 23~28^{+6} 的 765 例超早产儿进行回顾性分析，采用目前最为常用的 3 种 BPD 诊断标准比较 BPD 的发生率。结果显示,BPD 的发生率采用 Shennan 标准为 40.8%，按照美国国立卫生研究院（National Institutes of Health，NIH）的标准为 58.6%，而按照"生理学标准"则为 32.0%，最高和最低之间 BPD 诊断率相差 26.6%[6]。而另外一项来自美国的单中心研究，对 2013—2015 年在某Ⅳ级 NICU 住院、胎龄 ≤ 30 周、存活时间超过校正胎龄 36 周的 247 例早产儿 [ 平均胎龄（27.0 ± 1.7）周、平均出生体重（975 ± 268）克 ] 进行了回顾性调查，结果发现采用 Shennan 标准时 BPD 的发生率为 39%（与上一结果相似），而采用 NIH 时则 BPD 的发生率为 71%（高于上一报道），二者相差高达 32%[7]。之所以有这么多标准或争议，是因为人们对 BPD 认识存在很大差异，包括对其病因、发病机制、病理生理变化的认识尚不统一。由此看来，目前有关 BPD 发生率或病因机制的研究，其结果的可靠性和可比性均值得考虑。因此，加强对 BPD 病因机制和病理生理的深入研究，重新定义 BPD 及其诊断标准，是当前亟须解决的重要问题。

## 二、医源性支气管肺发育不良

早产儿长期氧依赖不等于 BPD，早期，笔者曾对 50 例在临床上被诊断为 BPD 的患儿进行肺部超声检查，在这 50 例患儿中，发现有 36% 的患儿并非真正的 BPD 或单纯

BPD（即 BPD 合并存在肺部其他疾病），这些患儿可能因肺部存在或合并存在其他病变而导致对氧的长期依赖，包括肺不张、肺炎、严重肺水肿、肺水肿伴局灶性肺实变等[8]。而当上述原因去除后，这些患儿对氧的依赖随之消失或程度明显减轻。因此，我们认为那些对氧依赖消失的患儿，则根本就不存在 BPD；而另外一部分氧依赖程度减轻的患儿，也要分成 2 种情况，一种情况是他们确实存在 BPD；另一种情况则是其最初需要吸氧是因为存在肺炎、肺不张、严重肺水肿等疾病，但由于这些患儿最初的 X 线检查没有发现这些原已存在的异常，在肺脏超声尚没有普及的情况下，也没有进行动态 X 线检查或进一步行胸部 CT 检查，因而，使他们长期处于吸氧治疗中，久之导致了这些患儿支气管肺发育不良和对氧依赖，我们把这种由于认知不足或临床处置不当引起的 BPD 称为"医源性 BPD"[9]。因此，建议对存在呼吸困难的患儿进行常规肺脏超声检查，既可明确患儿呼吸困难或需要吸氧的原因，避免或减少了医源性 BPD 的发生，又减少了射线损害[10]。实际上，给原因不明的呼吸困难患儿长期吸氧，尤其是小胎龄、低体重早产儿长期吸氧，也不符合伦理学的要求。

### 三、早产儿胸廓的稳定性和顺应性

随着支气管肺发育不良长期临床实践与观察，发现有些被诊断为 BPD 的患儿，其所需要的是无创呼吸支持而不是氧支持，因此，他们实际上是对呼吸支持的依赖，而不是对氧的依赖。此时，无创呼吸支持（如无创呼吸机）的目的在于促进和加强早产儿胸廓的稳定性。因此，早产儿胸廓（骨骼）发育不良、胸廓稳定性较差而顺应性较强，进而影响其肺脏的通气与换气功能，实际上他们并不存在支气管肺发育不良。

### 四、支气管肺发育不良的病因与机制尚未完全明确

虽然取得了众多进展和新的认识，但 BPD 的病因与机制并没有完全清楚。除人们通常认识的早产、吸氧和感染外，近来还发现孕妇孕期吸烟、妊娠期高血压等也是 BPD 发生的重要高危因素[11]。更有意大利学者 Fanos 等[12]通过尿代谢组学研究，认为 BPD 可能是由于呼吸道胚芽、血管树、肺泡细胞等在宫内发育不良所引起，即由遗传因素与宫内表观遗传学共同作用而引起的一种先天性疾病。由于病因、发病机制不明确，导致了虽然预防、治疗措施很多，但效果并不理想。

由此可见，目前在临床上使用的 BPD 诊断标准，不但缺乏肺组织病理学的客观证据，甚至影像学的证据也没有被考虑在内；忽视了其他因素（包括合并症或并发症）对早产儿氧依赖的影响、忽视了早产儿自身胸廓发育不成熟的影响，所以，只能是一种"现象诊断"。因此，强烈呼吁修订、统一、规范 BPD 的定义和诊断标准。

# 第四节 超声诊断

## 一、肺脏超声对支气管肺发育不良的预测价值

Pieper 等 [13] 于 2004 年首先研究报道了肺脏超声预测肺透明膜病（hyaline membrane disease，HMD）患儿日后发生 BPD 的可能性。他们对 36 例接受呼吸机治疗的 HMD 患儿进行了前瞻性动态研究，首次肺脏超声检查（以肝为透声窗经膈肌检查）在婴儿出生后 3 天内进行，以后每周复查 3 次至出院。每例患儿在出生满 28 天后经临床和放射学综合评价判断其是否存在 BPD。结果在 36 例 HMD 患儿中 28 例存在肺组织强回声反射，其中无 BPD 患儿肺野高回声在出生后 9 天内完全恢复正常，10 例 BPD 患儿中 8 例持续存在肺野强回声反射。其认为如至出生后第 9 天肺野仍存在强回声反射，则高度预示日后发生 BPD 的可能性。近来，Alonso-Ojembarrena 等 [14] 对胎龄 ≤ 32 周和（或）出生体重 ≤ 1500 克的 59 例早产儿在出生后第 1 天（24 小时内）、第 3 天进行肺脏超声检查，然后每周复查 1 次直至矫正胎龄满 36 周。结果发现 BPD 患儿在各时间点的评分均明显高于非 BPD 患儿；其中超声评分 ≥ 5 分，在出生后 1 周时预测 BPD 的敏感度为 71%、特异度为 80%，在 2 周时预测 BPD 的敏感度为 74%、特异度为 100%；而在出生后 4 周时超声评分仍 ≥ 4 分，则预测中–重度 BPD 的敏感度和特异度均为 100%。其认为在出生后 1 周和 2 周的超声评分可以预测 BPD 的发生，而在出生后 4 周的评分则可预测 BPD 的严重程度。Abdelmawla 等 [15] 对胎龄 < 30 周的早产儿在出生后 2~8 周实施肺脏超声检查，结果发现，以后发展为慢性肺脏疾病（chronic lung disease，CLD）者超声评分显著高于未发生 CLD 者，如以 6 分为界值则预测 CLD 的敏感度和特异度分别为 76% 和 97%，阳性预测值和阴性预测值分别为 95% 和 82%；其中对胎龄 < 27 周的超早产儿预测 CLD 的敏感度和特异度分别为 86% 和 98%，阳性预测值和阴性预测值分别为 97% 和 88%。

需要强调的是：①上述研究采用的 BPD 或 CLD 诊断标准不同；②超声评分本身受多种因素的影响，如不同仪器、不同探头频率、仪器的调节、操作者的主观因素及评分判断标准自身的不科学性等使各研究之间的同质性较差。因此，使用超声预测 BPD 或 CLD 的发生是可行的，但超声评分本身的可靠性值得商榷。

## 二、肺脏超声对早产儿长期氧依赖病因的鉴别诊断

由上述可知，肺脏超声可对早产儿长期氧依赖的病因做出较为明确的诊断。因为肺不张、肺炎或肺水肿不应该是 BPD 自身应有的病理改变，可能是其并发症、合并症、甚或是 BPD 的病因。所以，当肺脏超声检查发现长期氧依赖患儿肺内存在肺不张、肺炎或

其他病理改变时，不宜轻易诊断为 BPD。

### 三、肺脏超声对支气管肺发育不良的诊断价值

根据我们的初步观察与研究结果，BPD 早期在超声影像学上并无特异度改变；至 BPD 晚期出现明显肺组织纤维化及囊泡化改变时，在排除肺不张、肺炎、心源性肺水肿、胸廓发育不良、上呼吸道病变（如气管软化）等异常情况，当超声影像学上表现为以下征象时，应考虑 BPD 可能[16, 17]。①胸膜线异常：几乎见于所有 BPD 患儿，可表现为胸膜线粗糙、模糊、连续性中断或呈虫蚀样改变（图 10-4-1）。胸膜线虫蚀样改变是晚期 BPD 较具有特征性的超声表现，见于 60% 以上的晚期 BPD 患儿。可能与肺纤维组织与毛细血管增生、变性累及胸膜并导致其损害有关；② B-线明显增多：弥散分布的 B-线或呈 AIS 改变，与肺组织纤维化、纤维化程度或肺组织内含水量增加有关（图 10-4-2）；③囊泡样改变和（或）囊泡充气征（vesicle inflatable signs，VIS）：与肺组织已经形成囊泡及其内仍存在气体有关（图 10-4-3）。囊泡充气征是我们针对晚期 BPD 提出的一个超声影像学征象，在超声影像上表现为散在分布的点状强回声反射，常位于胸膜下区域（须与支气管充气征鉴别，后者位于实变的肺组织内），见于 50% 以上的晚期 BPD 患儿，可能对应于 BPD 晚期胸部 X 线或 CT 上发现的肺囊泡或肺囊肿，尚需进一步研究验证；④囊泡积液或支气管充液征：当较大的肺囊泡内充满液体时，可表现为肺泡积液，扩张的支气管内有较多液体积聚时可表现为支气管充液征。

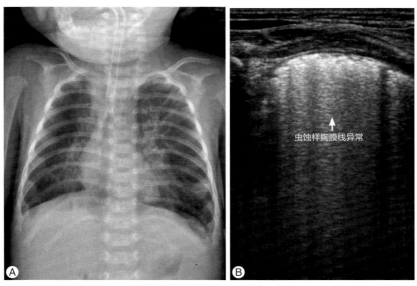

胎龄27周，生后102天仍依赖低浓度氧，临床诊断为支气管肺发育不良。肺脏超声显示胸膜线异常（粗糙、模糊、连续性中断，呈虫蚀样改变）和密集存在的B-线；A. 胸部X线；B. 左侧支气管肺发育不良。

**图 10-4-1　胸膜线虫蚀样改变**

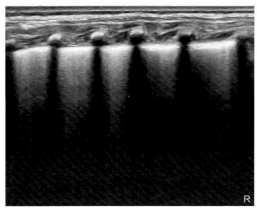

肺脏超声呈肺间质综合征改变。肺间质综合征对肺部疾病的诊断不具有特异度，可见于多种疾病。在诊断时需结合病史与临床。对一例呼吸困难的患儿，肺脏超声呈类似该图表现时，如为刚刚出生的新生儿，可能性最大的是湿肺；如有宫内感染、重度窒息等高危因素者，需注意肺炎和肺出血早期；如为出生后2~3周的婴儿，需注意有发展为支气管肺发育不良的可能（此时可能需要使用激素）；如为出生后6~8周以后的婴儿，则可能已经发生了支气管肺发育不良。

图 10-4-2 肺间质综合征

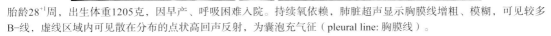

胎龄28⁺¹周，出生体重1205克，因早产、呼吸困难入院。持续氧依赖，肺脏超声显示胸膜线增粗、模糊，可见较多B-线，虚线区域内可见散在分布的点状高回声反射，为囊泡充气征（pleural line: 胸膜线）。

图 10-4-3 囊泡充气征

总之，由于目前对 BPD 的认识尚不够深入，诊断标准也不统一，故有关 BPD 超声诊断的研究尚不多见，也不够深入。随着对 BPD 认识的深入及诊断的标准化、规范化，对 BPD 超声诊断价值和超声影像学特点的研究也将随之深入。

## 参考文献

[1]　刘敬 . 早产儿支气管肺发育不良研究中存在的问题与思考 [J]. 中国儿童保健杂志，2019, 27(10): 1045-1047.

[2]　MICHAEL Z, SPYROPOULOS F, GHANTA S, et al. Bronchopulmonary dysplasia: an update of current pharmacologic therapies and new approaches[J]. Clin Med Insights Pediatr, 2018(12): 1-12.

[3]　HASAN S U, POTENZIANO J, KONDURI G G, et al. Effect of inhaled nitric oxide on survival without bronchopulmonary dysplasia in preterm infants: a randomized clinical trial[J]. JAMA Pediatr, 2017, 171(11): 1081-1089.

[4]　EE M T, THÉBAUD B. The therapeutic potential of stem cells for bronchopulmonary dysplasia: "It's About Time" or "Not so Fast" [J] Current Pediatric Reviews, 2018, 14(4): 227-238.

[5]　DA SILVA GONCALVES E, MEZZACAPPA-FILHO F, SEVERINO S D, et al. Association between clinical variables related to asthma in schoolchildren born with very low birth weight with and without bronchopulmonary dysplasia[J]. Rev Paul Pediatr, 2016, 34(3): 271-280.

[6]　PRINCIPI N, DI PIETRO G M, ESPOSITO S. Bronchopulmonary dysplasia: clinical aspects and preventive and therapeutic strategies[J]. J Transl Med, 2018(16): 36.

[7]　POMAR E G, CONCINA V A, SAMIDE A, et al. Bronchopulmonary dysplasia: comparison between the two most used diagnostic criteria[J]. Front Pediatr, 2018, 12(6): 397.

[8]　刘敬，黄俊谨，陈颖，等 . 肺脏超声对早产儿长期氧依赖肺部原因的鉴别价值 [J]. 中国小儿急救医学 , 2014, 21(12): 786 -789.

[9]　LIU J, CHEN S W, LIU F, et al. BPD, not BPD, or iatrogenic BPD: findings of lung ultrasound examinations[J]. Medicine, 2014, 93(23): 133.

[10]　刘敬 . 新生儿监护病房内开展肺脏超声的可行性与必要性 [J]. 中华围产医学杂志，2013, 16 (10): 582-584.

[11] MORROW L A, WAGNER B D, INGRAM D A, et al. Antenatal determinants of bronchopulmonary dysplasia and late respiratory disease in preterm infants[J]. Am J Respir Crit Care Med, 2017, 196(3): 364-374.

[12] FANOS V, PINTUS M C, LUSSU M, et al. Urinary metabolomics of bronchopulmonary dysplasia (BPD): preliminary data at birth suggest it is a congenital disease[J]. J Matern Fetal Neonatal Med, 2014, 27(S2): 39-45.

[13] PIEPER C H, SMITH J, BRAND E J. The value of ultrasound examination of the lungs in predicting bronchopulmonary dysplasia[J]. Pediatr Radiol, 2004, 34(3): 227-231.

[14] ALONSO-OJEMBARRENA A, LUBIÁN-LÓPEZ S P. Lung ultrasound score as early predictor of bronchopulmonary dysplasia in very low birth weight infants[J]. Pediatr Pulmonol, 2019, 54(9): 1404-1409.

[15] ABDELMAWLA M, LOUIS D, NARVEY M, et al. A Lung ultrasound severity score predicts chronic lung disease in preterm in-fants[J]. Am J Perinatol, 2019, 36(13): 1357-1361.

[16] 刘敬, 邱如新, 高月乔. 肺脏超声在诊断早产儿支气管肺发育不良中的应用 [J]. 中国实用儿科杂志, 2020, 35(2): 97-100.

[17] LIU J, CHI J H, FU W. Lung ultrasonography to diagnose bronchopulmonary dysplasia in premature infants[J]. Iranian Journal of Pediatrics, 2021, 31 (4): 109598.

# 11

第十一章

## 超声监测下肺脏疾病的管理

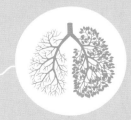

## 第一节　超声监测下支气管－肺泡灌洗术治疗不张性肺脏疾病

不张性肺脏疾病是指在超声影像上以大面积实变为主要表现的严重肺部病变，任何原因均可导致肺组织萎陷且不能充气扩张而失去正常功能，主要包括各种原因引起的肺不张、重症肺炎和胎粪吸入综合征（meconium aspiration syndrome，MAS）等[1]。它们是新生儿临床常见疾病或并发症，也是新生儿严重呼吸困难、病情迁延及撤机困难的常见原因。在超声监测下支气管-肺泡灌洗术（bronchoalveolar lavage，BAL）治疗新生儿不张性肺脏疾病具有显著效果[2~4]，显著降低了机械通气概率、缩短了上机时间、节约了患儿住院费用，值得在临床上大力开展应用。

### 一、灌洗方法

根据胎龄或体重大小，每次给予气管内注入生理盐水或气管保养液 1.5~3.0 mL。

1. 正在接受呼吸机治疗的患儿：在注入灌洗液前适当上调呼吸机参数，即在原呼吸机参数基础上，将吸气峰压（peak inspiration pressure，PIP）上调 3~5 cmH$_2$O、呼气末正压（positive end-expiratory pressure，PEEP）上调 2~3 cmH$_2$O、吸气时间（inspiratory time，Ti）延长至 0.5 秒 / 分以上、呼吸频率（respiratory rate，RR）上调 10~15 次 / 分，吸氧浓度（fraction of inspire oxygen，FiO$_2$）酌情上调。每次注入灌洗液后在上述参数下正压通气 20~30 分钟以上，以利于灌洗液将气道内黏稠分泌物充分稀释，然后在负压下进行气管插管内吸引将痰液吸出（注意早产儿动作宜轻柔）。上述操作可根据肺实变程度重复 2~3 次，视为 1 个疗程。

2. 未接受呼吸机治疗或已经撤机的患儿：需要重新气管插管进行气管内灌洗，并根据患儿具体情况使用复苏囊或连接呼吸机进行辅助呼吸，但后者效果更好。

3. 注意事项：①根据患儿病情，可每日重复 2~4 个疗程；②每次或每一疗程灌洗结束后，均应立即复查肺部超声，根据灌洗后肺实变变化情况决定是否需要下一疗程的灌洗，以及是否需要继续呼吸机治疗；③灌洗后肺实变消失或已不明显、无需接受呼吸机治疗者，可直接拔除气管插管，停止呼吸机治疗；如肺实变变化不明显，仍需继续灌洗者，可继续呼吸机治疗直至肺部病变恢复；④如果是患儿在住院过程中，因炎症分泌物堵塞，尤其早产儿因咳嗽、咳痰反射弱及体位影响等因素所致新发生的肺不张，可首先在喉镜直视下使用吸痰管经气管深部吸出气道内痰液及炎症分泌物（必要时可先予雾化使痰液稀释），经过这种处理往往能够收到一定效果，使不张的肺组织复张。如果经这种简易处理不能使肺复张，则需要按照上述方法实施 BAL。

## 二、支气管—肺泡灌洗术治疗肺不张

病例一：患儿系 G2P2，胎龄 $37^{+4}$ 周，羊水胎粪污染，剖宫产分娩。重度窒息，出生时仅有心跳、无自主呼吸，给予气管插管、正压通气等抢救措施后，Apgar 评分为 4、7、8 分 /1-5-10 分。因复苏后呼吸困难给予呼吸机治疗，出生 15 天肺脏超声显示右侧肺不张（图 11-1-1A）。在呼吸机治疗下给予 BAL，连续 4 次灌洗后复查肺脏超声恢复正常、不张的右侧肺复张（图 11-1-1B），随之撤离呼吸机。

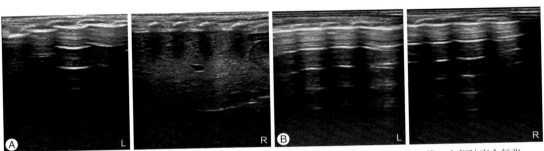

A. 灌洗前：肺脏超声显示右侧肺全肺不张（左）；B. 灌洗后：肺脏超声显示胸膜线与A-线，右侧肺完全复张。

**图 11-1-1　支气管-肺泡灌洗治疗肺不张**

病例二：患儿，男，胎龄 $37^{+2}$ 周，剖宫产，1560 克；呼吸困难 13 小时入院，入院后第 7 天，因院内感染出现呼吸暂停及呼吸困难加重给予呼吸机治疗。入院后第 10 天肺脏超声显示双侧肺大面积肺实变伴平行排列的支气管充气征、边界规则（图 11-1-2A）。给予支气管-肺泡灌洗 2 个疗程治疗后：双侧肺脏胸膜线与 A-线均清晰显示，可见少许 B-线，未见实变及支气管充气征，提示双侧肺脏均完全复张（图 11-1-2B）。

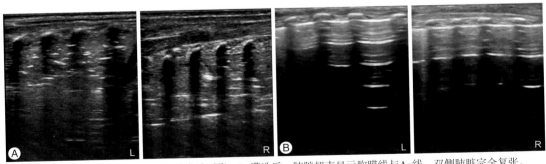

A. 灌洗前：肺脏超声显示双侧肺脏全肺不张；B. 灌洗后：肺脏超声显示胸膜线与A-线，双侧肺脏完全复张。

**图 11-1-2　支气管-肺泡灌洗治疗肺不张**

病例三：患儿胎龄 28 周，住院期间发生左下侧肺不张及胸腔积液（图 11-1-3A），给予 BAL 2 次后，复查肺脏超声显示不张肺组织完全复张（图 11-1-3B）。

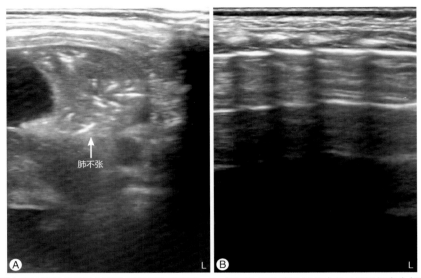

A. 灌洗前肺脏超声显示左下肺不张及胸腔积液；B. 支气管-肺泡灌洗后超声显示肺组织完全复张。

**图 11-1-3　支气管-肺泡灌洗治疗肺不张**

### 三、支气管—肺泡灌洗术治疗胎粪吸入综合征

病例一：患儿，男，G1P1，胎龄 39 周，宫内窘迫，羊水胎粪污染含胎粪颗粒，出生时重度窒息，诊断为 MAS。肺脏超声显示双侧肺均呈大面积实变伴支气管充气征、实变区边缘不规则（图 11-1-4A），在超声监测下立即给予 BAL 术，连续 3 次灌洗后复查肺脏超声显示除右侧肺上野残留累及一个肋间隙的局灶性实变外，其他部位实变消失，呈 AIS 改变，患儿呼吸困难明显减轻，给予无创呼吸机治疗 1 天后安全撤机（图 11-1-4B）。对存在胎粪吸入的患儿，在入院后首先实施肺脏超声检查，并根据超声检查结果，决定是否需要给予 BAL 术，即存在明显肺部实变者常规给予 BAL；而无肺部实变者则不需要 BAL。经过灌洗后，不但减少了呼吸机的应用，而且多数接受 BAL 的患儿不再需要接受呼吸机治疗或仅需要给予无创呼吸支持，少数极为严重者也仅需短时间给予低参数有创呼吸支持，如本例患儿。

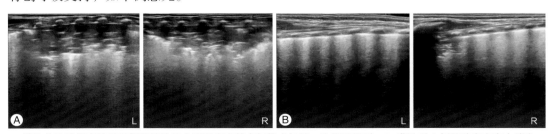

A. 灌洗前肺脏超声显示双侧肺脏均呈大面积实变伴支气管充气征、边界不规则；B. 灌洗后左侧肺脏实变完全消失，右侧肺脏仅遗留1个肋间的胸膜下小实变。

**图 11-1-4　支气管—肺泡灌洗术治疗胎粪吸入综合征**

病例二：患儿，女，G1P1，胎龄 40$^{+5}$ 周，胎儿宫内窘迫，羊水 Ⅲ 度污染，剖宫产出生，出生时轻度窒息，出生体重 3300 克。全身满布胎粪，气管插管内吸出大量胎粪样物质，以 MAS 收治入院，患儿呼吸困难明显。入院时肺脏超声显示双侧肺脏前胸、腋下及背部均存在不同程度的实变，BAL 灌洗 2 个疗程后，肺实变完全消失，呈 AIS 改变（图 11-1-5）。

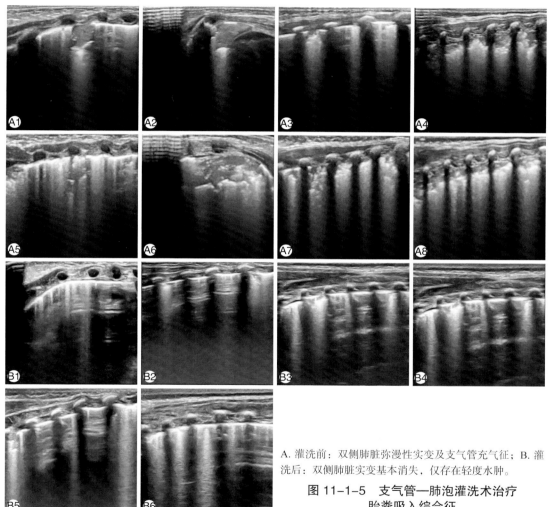

A. 灌洗前：双侧肺脏弥漫性实变及支气管充气征；B. 灌洗后：双侧肺脏实变基本消失，仅存在轻度水肿。

**图 11-1-5　支气管—肺泡灌洗术治疗胎粪吸入综合征**

### 四、支气管—肺泡灌洗术治疗重症肺炎

病例一：患儿，男，G2P3，胎龄 34 周，生后 3 天，因胃食管反流致乳汁吸入性肺炎而呼吸困难，需要无创通气治疗。肺脏超声显示右侧肺脏大面积实变伴支气管充气征，实变区边界不规则；左侧肺脏可见累及 2 个肋间隙的胸膜下局灶性实变（图 11-1-6A）。

于是，给予 BAL，经 3 次灌洗后肺实变完全消失，仅存在肺水肿，呼吸困难基本消失，无须吸氧（图 11-1-6B）。

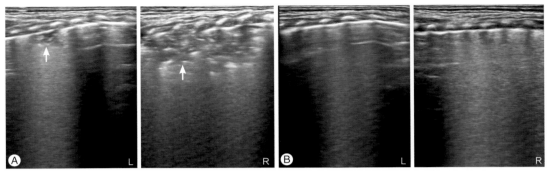

A. 灌洗前：双侧肺脏实变伴支气管充气征，右侧肺脏显著；B. 灌洗后：双侧肺脏实变消失，仅存在水肿。

**图 11-1-6　支气管—肺泡灌洗术治疗肺炎**

病例二：患儿系 G1P1，胎龄 28 周，因出生后进行性呼吸困难至当地医院治疗，诊断为 RDS，给予呼吸机治疗。出生后第 7 天呼吸困难再次加重，诊断为呼吸机相关性肺炎并发心力衰竭，在呼吸机辅助呼吸下转入我院。入院时肺脏超声提示左侧肺脏大面积肺实变伴支气管充气征，实时超声下可见动态支气管充气征（图 11-1-7A）。于是在呼吸机治疗下给予 BAL，连续 2 次灌洗后复查肺脏超声显示大面积肺实变消失，基本恢复正常（图 11-1-7B），随之改为无创呼吸机治疗 12 小时后安全撤离。

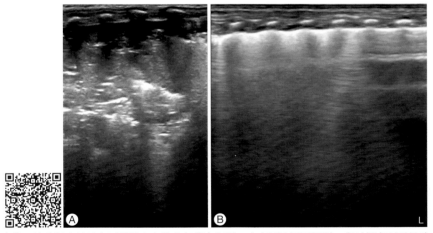

A. 灌洗前：肺脏超声显示大面积肺实变伴支气管充气征，实变区边界不规则；实时超声下可见动态支气管充气征。
B. 灌洗后：肺实变完全消失、AIS 改变，提示存在肺水肿。

**图 11-1-7　支气管—肺泡灌洗术治疗肺炎**

五、喉镜直视下气管内吸引

对一些新发生的不张性肺疾病，尤其是与体位、痰液堵塞有关的肺不张，可以首先在喉镜直视下，将吸痰管插入主气管内进行气管内吸引（必要时可先予糜蛋白酶雾化使痰液稀释以利于吸引），常可收到良好效果。如无效，尤其时间较久者，再给予上述 BAL。

### 六、灌洗效果不理想的可能原因

BAL 技术对多数不张性肺疾病均可收到良好效果，但仍有少数患儿治疗困难、灌洗效果不满意。本课题组报道的经灌洗治疗的 228 例患儿中有 5.0% 的效果不理想[5]。其中比较困难的是 1 例肺炎患儿。该患儿系 G1P1，胎龄 27 周，住院 72 天后出院。出院后因肺炎克雷伯菌肠炎、呼吸衰竭、休克等再次入院。在住院过程中发生院内感染性肺炎出现轻度呼吸困难，误以为系患儿可能存在支气管肺发育不良、呼吸功能不稳定而未引起重视。但因呼吸困难持续不缓解行肺脏超声检查时发现双侧肺脏存在严重炎症性改变。于是给予 BAL 治疗，但患儿在每次灌洗后或者实变无明显变化，或者灌洗后又很快反复，如此经过近 10 天的反复灌洗，才最终基本恢复。分析其原因可能有：①疾病病程较久，未能及时发现，至诊断明确时肺部实变程度已非常严重，甚至已经硬化；②小胎龄早产儿，可能存在支气管肺发育不良或咳嗽、排痰功能弱：呼吸道分泌物不易排出、少有分泌物堵塞即可引起肺不张；③感染加重或再发：痰液或分泌物难以清除；④存在隐匿性胃食管反流，导致乳汁反复吸入呼吸道；⑤操作者的灌洗技巧与熟练程度。因此，早期发现及时处置是取得满意治疗效果的关键。

# 第二节　超声监测指导新生儿呼吸机应用

呼吸机治疗是新生儿呼吸困难救治的重要措施之一，对挽救危重患儿生命发挥了重要作用。传统的机械通气指征包括相对指征和绝对指征 2 种。相对指征：①频繁呼吸暂停，药物干预无效；②动脉血气分析急剧恶化，估计机械通气难以避免；③严重呼吸困难，为减轻呼吸困难可早期应用；④需要使用外源性肺表面活性物质。绝对指征：①长时间呼吸暂停；② $FiO_2 > 0.6 \sim 0.7$ 时，$PaO_2 < 50 \sim 60$ mmHg（发绀型心脏病除外）；③ $PaCO_2 > 60$ mmHg，pH $< 7.20 \sim 7.25$；④其他如全身性麻醉等。由此可见，呼吸困难患儿是呼吸机治疗的主要对象，但并非所有的呼吸困难均需接受呼吸机治疗，而快速、准确鉴别呼吸困难的原因是确定是否需要呼吸支持，以及给予何种形式呼吸支持的关键。

传统的撤机指征：①导致呼吸衰竭的病因解除或正在解除之中，如早产儿 RDS 时 PS 的分泌增加、肺部感染的控制、休克状态纠正、中枢性呼吸衰竭中枢情况改善、膈疝修补术后；②患儿全身状况改善、一般情况好转，精神反应可，内环境正常，贫血纠正，营养状况较好；③气道通畅，咳嗽反射完备，呼吸肌力量恢复较好；自主呼吸较强，呼吸中枢功能正常；④循环状态稳定，已不用静脉升压药或强心药物，无严重心律失常等。通常认为当 $FiO_2 < 0.4$、$RR < 15$ 次 / 分、$PIP < 15$ $cmH_2O$、$PEEP < 4$ $cmH_2O$ 时，如动脉血气分析正常，则可考虑撤机。虽然有明确的撤机指征供临床参考，但仍经常面临撤机困难或撤机后重复上机等难题。由于不能明确、直观掌握肺脏病变的恢复情况，不但延长了上机时间，同时由于撤机具有一定的盲目性而常常导致撤机失败或撤机后重复上机。可见，使传统的撤机指征存在不可避免的缺陷。

近年来，我们开展在超声监测下指导呼吸机的应用与撤离。其具有较大优势[1, 5]：①呼吸机使用概率显著降低：由于肺脏超声能够对新生儿呼吸困难的原因做出比较准确的判断，以及超声监测 BAL 的开展，使有创呼吸机治疗减少了 40%~50%；②上机时间显著缩短：60%~70% 的患儿在 24 小时内、80% 在 48 小时内、90% 在 72 小时内撤机；③有效避免或减少重复上机率。

### 一、超声监测下的上机指征

呼吸困难患儿在入院后应常规实施肺脏超声检查，当超声影像上存在以下表现时，应考虑呼吸机治疗[1, 5]。

#### （一）以肺实变为主要表现的肺疾病

1. RDS：给予有创或无创呼吸机治疗。但建议给予有创呼吸机治疗，因多数 RDS（包括早产儿 RDS）为继发性，尤其以宫内感染所致者居多，无创呼吸支持往往难以奏效。

2. 重度 MAS、重度肺炎或严重肺不张：可先予 BAL，如灌洗后肺实变无明显变化则需给予有创呼吸机治疗；如灌洗后肺实变程度明显减轻或实变范围明显缩小但未完全消失，可给予无创呼吸机治疗；如灌洗后实变消失则无须使用呼吸机治疗。

3. 轻度 MAS、肺炎或肺不张：多无须有创呼吸机治疗，必要时可给予无创呼吸支持。

#### （二）以致密 B-线或白肺（重度肺水肿）为主要表现的肺疾病

有这种主要表现的肺疾病多为重度湿肺，往往需要给予呼吸机支持治疗，可先给予无创呼吸机支持，如在无创呼吸机支持下呼吸困难仍明显或呈加重趋势，可改为有创呼吸机支持治疗。

病例一：因呼吸困难伴呼气性呻吟入院的患儿（动图 11-2-1），入院后肺脏超声提示为 RDS（图 11-2-2），根据上述指征，给予呼吸机治疗。

病例二：门诊收治肺炎患儿，因呼吸困难严重需给予呼吸机辅助呼吸。入院后肺脏超声发现患儿右侧肺脏存在累及 3 个肋间隙的肺不张（图 11-2-3A），于是首先给予 BAL。灌洗后复查肺脏超声显示肺不张消失、肺野完全恢复正常（图 11-2-3B），无须呼吸机治疗。

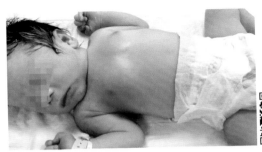

动图 11-2-1 呼吸困难患儿

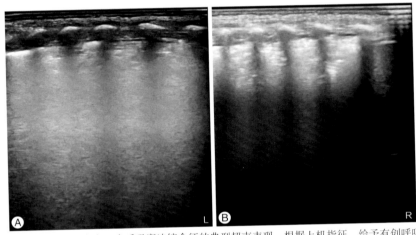

肺脏超声显示雪花征样肺实变,为呼吸窘迫综合征的典型超声表现。根据上机指征,给予有创呼吸机治疗。

图 11-2-2 呼吸窘迫综合征

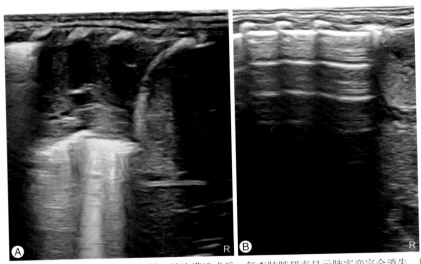

肺脏超声显示右侧肺不张(A),给予支气管—肺泡灌洗术后,复查肺脏超声显示肺实变完全消失、肺脏完全复张(B),停止呼吸机治疗。

图 11-2-3 接受呼吸机治疗的呼吸困难患儿

病例三：患儿系 G2P2，31 周，试管婴儿，双胎之小，自然分娩，出生体重 1620 克。因早产、呼吸困难 45 分钟入院：RR > 60 次 / 分，伴呼气性呻吟（动图 11-2-4）。动脉血气分析：$PaCO_2$ 55 mmHg、$PaO_2$ 47 mmHg、$SaO_2$ 80%。肺脏超声显示双侧肺脏呈 AIS 改变，为肺水肿，诊断为是湿肺。无须有创通气，给予无创呼吸机支持治疗（图 11-2-5）。

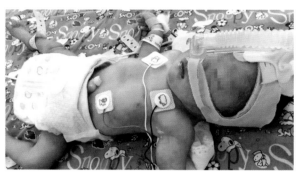

**动图 11-2-4　呼吸困难伴呼气性呻吟患儿**

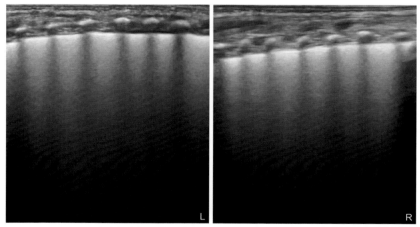

肺脏超声提示为重度湿肺，给予无创呼吸机支持。

**图 11-2-5　肺脏超声表现**

## 二、超声监测下的撤机指征

根据我们的研究和观察，当接受呼吸机治疗的患儿，肺脏超声呈以下表现时，可考虑撤机[1,5]。①以肺实变为主要表现的肺脏疾病：当超声检查显示肺实变消失时可考虑撤机；②以严重肺水肿为主要表现的肺疾病：当肺水肿基本吸收后可考虑撤机，即在超声影像上由致密 B-线 / 白肺 / 转变为以 AIS 或普通 B-线为主要表现时即可考虑撤机；③任何肺部疾病：当超声影像上显示 B-线范围＜整个肺野的 50%，即出现较多 A-线时即考虑撤机。

病例一：胎龄 29 周的 RDS 患儿。入院时肺脏超声显示明显肺实变伴支气管充气征（图 11-2-6A），给予呼吸机治疗，动态监测显示肺实变范围逐渐缩小（图 11-2-6B），17 小时后肺实变消失、胸膜线与 A-线恢复，可见少许 B-线（图 11-2-6C），安全撤机。

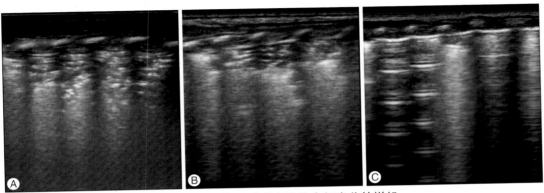

图 11-2-6　指导呼吸窘迫综合征患儿的撤机

病例二：胎龄 40 周的肺炎患儿。因呼吸困难 1 小时于出生 1 小时入院，诊断为宫内感染性肺炎。肺脏超声显示右侧肺脏大面积实变伴支气管充气征、实变区边界不规则、胸膜线与 A-线消失（图 11-2-7A），给予呼吸机 + 肺表面活性物质治疗。15 小时后复查肺脏超声显示肺实变完全消失、呈 AIS 改变（图 11-2-7B），安全撤机。

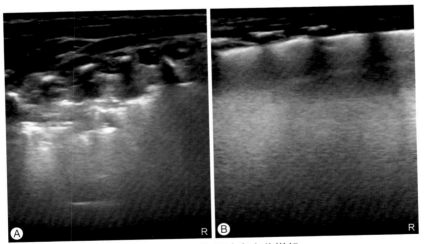

图 11-2-7　指导肺炎患儿撤机

病例三：胎龄 34$^{+5}$ 周，剖宫产分娩，出生体重 2370 克。出生 20 分钟后出现进行性呼吸困难伴呼气性呻吟，三凹征（+），呼吸频率 > 120 次 / 分。动脉血气分析：$PaCO_2$ 65.3 mmHg，$PaO_2$ 52 mmHg，$SaO_2$ 77%。肺脏超声显示双侧肺脏重度水肿（接近白肺样改变）（图 11-2-8A）。在入院后给予无创呼吸机辅助呼吸，9 小时后复查肺部超声显示双侧肺水肿明显减轻、部分肋间胸膜线与 A-线出现、B-线范围<整个肺野的 50%（图 11-2-8B），安全撤机。

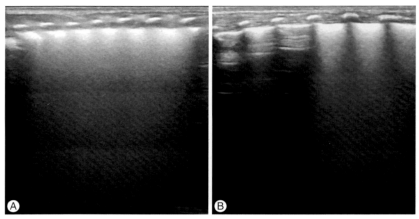

图 11-2-8　指导湿肺患儿撤机

# 第三节　超声监测指导外源性肺表面活性物质的应用

外源性 PS 是治疗新生儿严重呼吸困难的常用而有效的药物之一，尤其是早产或足月儿 RDS，PS 几乎成了常规用药[6, 7]。但由于误诊率高而无疑导致 PS 应用的扩大化[8, 9]，而在超声监测下指导 PS 的应用和评价其疗效则具有重要价值。

一、超声监测下肺表面活性物质应用的指征

1. 以肺实变为主要表现的重症肺部疾病：均可给予外源性 PS 治疗。① RDS：RDS 是外源性 PS 的最佳适应证，因此，如果超声证实为 RDS 则可直接给予 PS 治疗；②肺炎、肺不张或 MAS 等：是 PS 的相对适应证。对重症患儿，可先给予 BAL；如果灌洗后肺实变消失，则不必给予 PS 治疗；如灌洗后实变无明显变化或减轻不明显，则可给予外源性 PS 治疗[10]。一般应在给予 PS 后每 2~4 小时监测肺部情况变化，以评估是否需要重复给予 PS 制剂。

2. 以肺水肿为主要表现的肺脏疾病：多为湿肺，一般无须给予 PS 治疗。但亦应动态观察肺脏超声变化，因为轻度肺炎、肺炎或肺出血早期也可以肺水肿为主要表现，而且湿肺也可引起继发性 RDS，需在动态观察中明确或除外相关疾病。

3. 有指征的新生儿和早产儿，可能需要预防性应用 PS：应在给予 PS 前、给予 PS 后每 2~4 小时观察肺部超声变化，直至排除或明确 RDS 发生的可能性。

二、典型病例介绍

病例一：患儿，女，胎龄 $37^{+2}$ 周，自然分娩。出生时无窒息，因进行性呼吸困难 2 小时，于出生 2 小时后入院。呼吸频率 > 60 次 / 分，三凹征（＋），呼气性呻吟；动脉血气分析：$PaCO_2$ 57 mmHg，$PaO_2$ 42 mmHg；胸部 X-线显示双侧肺脏透过度减低（左侧肺脏明显）。依据传统诊断标准，该患儿符合 RDS 的临床特点。应予以补充外源性 PS 和有创呼吸机治疗。但肺脏超声显示双侧肺脏呈双肺点及轻度肺水肿改变，符合湿肺的超声影像学特点（图 11-3-1），故无须补充外源性 PS 制剂。

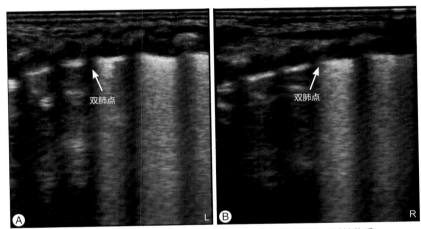

肺脏超声显示双肺点和肺水肿，提示为湿肺，无须补充肺表面活性物质。

**图 11-3-1　指导肺表面活性物质应用**

病例二：患儿，男，胎龄 $36^{+6}$ 周，剖宫产分娩，出生体重 2700 克。生后 10 分钟出现呼吸困难伴呼气性呻吟，进行性加重，于生后 30 分钟入院。入院时肺脏超声显示双侧肺脏呈磨玻璃征样肺实变，随即发展为典型雪花征样肺实变（图 11-3-2），证实为 RDS，给予补充外源性 PS 治疗。

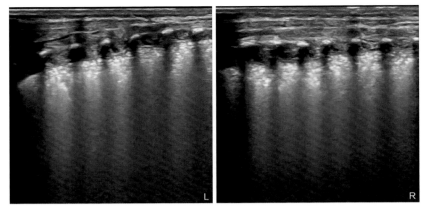

肺脏超声呈典型雪花征样肺实变，证实为呼吸窘迫综合征，需要补充外源性肺表面活性物质。

**图 11-3-2　指导肺表面活性物质应用**

总之，在超声检测下指导外源性 PS 应用，不但避免了误诊误治，也避免了外源性 PS 等贵重药物的滥用，既节约了医疗资源，也保障了患儿利益不受伤害。

# 第四节　超声监测下胸腔穿刺治疗术

## 一、治疗气胸

长期以来，气胸的胸腔穿刺治疗均是在借助胸部 X 线诊断后，将患儿置于仰卧位并抬高上半身，然后取锁骨中线第 2 肋间隙或腋前线第 4~5 肋间隙穿刺引流。但这种方法无疑存在多方面的缺陷或不足，如不适合所有气胸患儿、不适合任何部位气胸的治疗，易于导致气体残留及部分患儿预后不良等。而借助超声诊断、定位、引导下气胸的胸腔穿刺治疗则克服了上述诸多缺点，极大地提高了胸腔穿刺治疗的效果，也改善了气胸患儿的预后。

### （一）超声监测下气胸胸腔穿刺治疗

1. 胸腔穿刺术指征：①重度气胸：多数需要立即实施胸腔穿刺术；②中度气胸：应尽快实施胸腔穿刺术；③轻度气胸：通常不需要行胸腔穿刺术，可待其自然吸收，但如原发病较重、患儿呼吸困难明显或进行性加重，则可行胸腔穿刺术。

对于具体气胸患儿，尤其是轻度气胸者是否需要实施胸腔穿刺术，采取何种形式的引流（如简易胸腔穿刺术、胸腔闭式引流术）及引流持续时间，需要结合患儿的临床表现即呼吸困难程度进行决策，这是非常重要的。需要穿刺时，宜首选静脉留置针行简易胸腔穿刺术；如简易胸腔穿刺术后气胸反复发生，则可能为张力性气胸或原发病较重，可改为持续性胸腔闭式引流术。

2. 确定最佳穿刺点和患儿体位：①B型超声下胸膜线和A-线清晰显示的肋间隙；②M型超声下呈平流层征的肋间隙；③实时超声下肺滑消失的肋间隙。根据确定的穿刺点位置，将患儿置于合适体位如仰卧、侧卧或俯卧位，可适当抬高上半身以利于气体引流。

3. 注意事项：成功实施胸腔穿刺术的关键步骤是准确诊断气胸的存在和准确确定穿刺点位置。操作者应熟练掌握肺脏疾病超声诊断，尤其是气胸超声诊断技术和熟练掌握胸腔穿刺技术。在超声监测下的胸腔穿刺术，与传统依赖X线诊断时代的特定体位、特定穿刺点（如仰卧位、锁骨中线第2肋间隙）的穿刺有显著不同；在超声监测下的胸腔穿刺没有固定的体位和穿刺点，患儿可以仰卧、侧卧或俯卧，穿刺点可以是气体所在的任何最佳位置。穿刺过程中应注意无菌操作，穿刺前局部消毒、戴无菌手套，必要时铺无菌孔巾。穿刺术中需有一名助手协助并应给予患儿心电监护，严密监测患儿生命体征及经皮血氧饱和度变化直至气体完全抽出；穿刺抽气速度应保持匀速，不可过快以免引起血流动力学的剧烈波动。穿刺后应立即复查肺脏超声以了解穿刺效果和肺复张情况，如超声显示气体完全吸收、肺脏完全复张，可停止穿刺或及时拔除引流管而不需要夹闭引流管继续观察，此过程与以往在X线监测下的拔管流程有明显不同。

（二）典型病例介绍

病例一：患儿系G1P1，胎龄37$^{+1}$周，剖宫产分娩，出生体重2690克。出生后15分钟呼吸困难，出生后4小时转入我院。入院时肺脏超声提示为RDS（图11-4-1）。

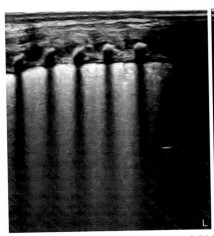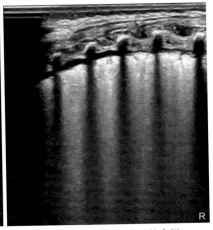

双侧肺脏均呈典型雪花样肺实变，右侧少许胸腔积液，诊断为呼吸窘迫综合征。

**图11-4-1　入院时肺脏超声**

入院4小时（出生后8小时）后，复查肺脏超声，雪花征样肺实变消失，但双侧肺脏下野新出现肺实变伴支气管充液征和支气管充气征，双侧少许胸腔积液，考虑肺出血可能（图11-4-2）；予以气管内插管吸引，抽吸出少许新鲜血性液体。

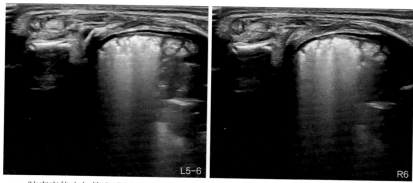

肺实变伴支气管充液征及双侧小量胸腔积液，符合肺出血的超声影像学改变。

**图 11-4-2　肺出血**

患儿入院后 63 小时（出生后 67 小时），病情再次加重，对氧依赖程度加重，复查肺脏超声，左侧肺脏在 B 型超声下胸膜线与 A-线清晰显示，M 型超声呈平流层征（图 11-4-3），实时超声下肺滑消失（动图 11-4-4）；右侧肺脏在 B 型超声下实变消失，呈 AIS 改变，在 M 型超声下呈沙滩征（图 11-4-5）。证实左侧发生气胸。于是，置患儿于俯卧位，在背部、左侧肩胛下角线第 8 肋间隙穿刺抽气 30 mL（图 11-4-6），后复查肺脏超声显示气体消失（图 11-4-7）。

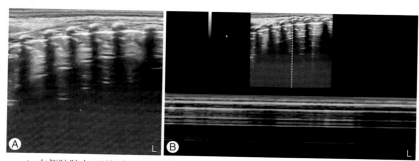

A. 左侧肺脏在B型超声下胸膜线与A-线清晰显现；B. 在M型超声下呈平流层征。

**图 11-4-3　左侧肺脏超声**

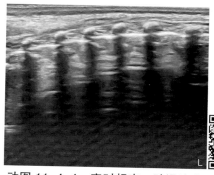

**动图 11-4-4　实时超声：肺滑消失**

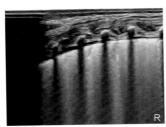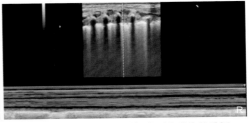

A. 右侧肺脏在B型超声下主要表现为肺间质综合征；B. 在M型超声下表现为沙滩征。

**图 11-4-5　右侧肺脏超声**

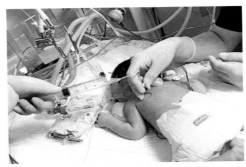

置患儿于俯卧位，左侧肩胛下角线第8肋间隙穿刺抽气。

**图 11-4-6　胸腔穿刺术**

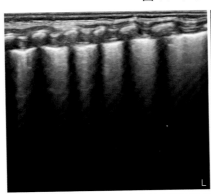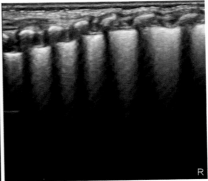

胸腔穿刺术抽出30 mL气体复查肺脏超声，呈肺间质综合征改变，气胸征象消失。

**图 11-4-7　胸腔穿刺术后肺脏超声改变**

　　至入院后68小时（出生后72小时）患儿病情再次反复，对氧依赖再次加重。复查肺脏超声其他部位除见较多B-线外无其他异常；但左侧肺脏前胸部位呈气胸表现（动图11-4-8，动图11-4-9），提示气胸复发。于是，置患儿仰卧位，于左侧锁骨中线第2肋间隙穿刺抽气5 mL（图11-4-10A）后L1区域肺岛消失，但L2区域仍无变化（动图11-4-9）。于是，再次置患儿于仰卧位，于左胸骨旁线第5肋间隙、心尖内侧1 cm处穿刺抽气10 mL（图11-4-10B）后，复查肺脏超声显示气体征象消失（动图11-4-11），同时患儿对氧依赖消失。

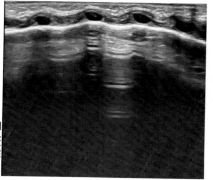

出生后72小时（入院后68小时）肺脏超声显示L1区域可见肺岛征象。

动图 11-4-8　L1 区域肺脏超声表现

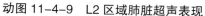

出生后72小时（入院后68小时）肺脏超声显示整个L2区域肺滑均消失，但胸膜线与A-线清晰显示。

动图 11-4-9　L2 区域肺脏超声表现

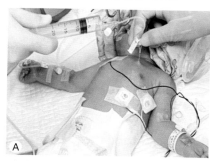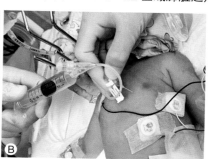

患儿仰卧位，抬高上半身。A. 左侧锁骨中线第2肋间隙穿刺；B. 左侧锁骨中线与胸骨旁线中点之第5肋间隙穿刺。

图 11-4-10　胸腔穿刺术

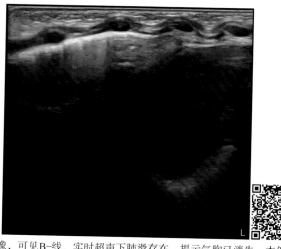

心前区可见心脏影像和胸腺影像，可见B-线，实时超声下肺滑存在，提示气胸已消失。本例也再次说明，在心前区未能发现心脏和（或）胸腺影像时，需注意气胸可能。

动图 11-4-11　胸腔穿刺术后

病例二：患儿系 G1P1，胎龄 31 周，因胎盘早剥剖宫产出生，出生体重 1610 克。出生后 10 分钟呼吸困难，出生后 24 分钟入院。入院时，肺脏超声符合 RDS 的超声影像学改变（图 11-4-12）。

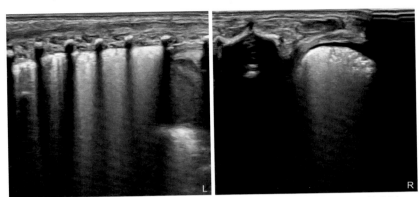

双侧肺脏均呈典型雪花样肺实变，右侧肺脏少许胸腔积液，诊断为呼吸窘迫综合征。

**图 11-4-12　入院时肺脏超声**

但至出生后 32 小时患儿病情突然发生变化，对氧浓度依赖增加，复查肺脏超声显示左、右前胸部位在 B 型超声下胸膜线与 A-线清晰显示、M 型超声下呈平流层征、实时超声下肺滑消失，提示该侧存在气胸（图 11-4-13～图 11-4-15）。

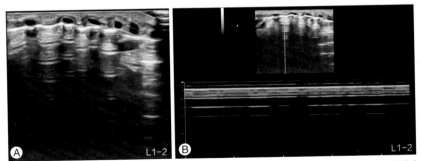

A. B型超声显示胸膜线与A-线均清晰存在，未见B-线；B. M型超声下呈平流层征，未见肺点。

**图 11-4-13　生后 32 小时复查肺脏超声（左前胸扫查）**

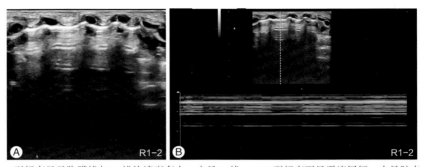

A.B型超声显示胸膜线与A-线均清晰存在，未见B-线；B.M型超声下呈平流层征，未见肺点。

**图 11-4-14　生后 32 小时复查肺脏超声（右前胸扫查）**

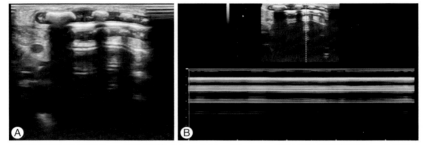

A.B型超声显示胸膜线与A-线均清晰存在，未见B-线；B.M型超声下呈平流层征，未见肺点。

**图 11-4-15　生后 32 小时复查肺脏超声（胸骨中线处扫查）**

于是给予胸腔穿刺术。首先，于右锁骨中线第 2 肋间隙穿刺抽气，穿刺抽气 26 mL 后复查肺脏超声显示右侧胸腔气体消失，但左前胸部及胸骨中线处扫查显示气胸征象与此前无变化，提示左侧胸腔气胸仍存在。因此，于左锁骨中线第 2 肋间隙实施胸腔穿刺进行第 2 次抽气。抽出气体 33 mL 后，胸部中线扫查显示气胸征象消失，但左心前区表现为肺岛（图 11-4-16），提示残留小量气胸，无须再次穿刺，等待自行吸收。

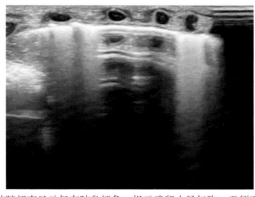

第2次胸腔穿刺后，复查肺脏超声显示仅有肺岛征象，提示残留小量气胸，无须再次穿刺，等待自行吸收。

**图 11-4-16　肺岛**

需要强调的是，气胸的穿刺治疗指征不具有绝对性，针对具体患儿是否需要穿刺治疗，需结合临床即患儿呼吸困难程度而定，见病例五。

病例三：患儿，男，G1P1，胎龄 40 周，自然分娩，出生体重 1950 克。出生时无窒息（Apgar 评分 10 分 /1-5-10 分），无胎膜早破及羊水胎粪无污染。出生后 10 分钟呼吸困难，表现为呼吸频率增快，无呼吸性呻吟和吸气性三凹征，于出生后出 20 分钟入院。入院后肺脏超声显示左侧肺脏可见较多 B-线，实时超声下肺滑存在（动图 11-4-17）。但右前胸扫查可见肺点征象（动图 11-4-18）。右侧腋下与背部扫查时，均表现为在 B 型超声下可见胸膜线与 A-线，M 型超声下呈平流层征，而实时超声下肺滑消失（动图 11-4-19，动图 11-4-20）。证实右侧胸腔存在大量气胸。但患儿呼吸困难并不明显，一般状况良好，甚至不需要吸氧（动图 11-4-21），故无须实施胸腔穿刺术。

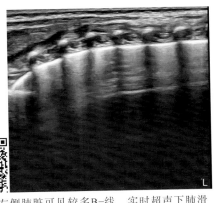

在超声下左侧肺脏可见较多B-线，实时超声下肺滑存在。

**动图 11-4-17　左侧肺脏扫查**

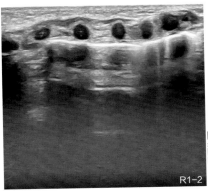

在超声下右前胸上肺野胸膜线与A-线清晰存在，下肺野存在B-线；实时超声下可见肺点。

**动图 11-4-18　右前胸扫查**

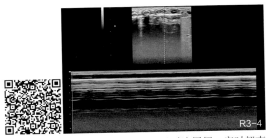

B型超声下呈竹节征，M型超声下呈平流层征，实时超声下肺滑消失。

**动图 11-4-19　右侧腋下区域扫查**

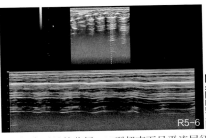

B型超声下呈竹节征，M型超声下呈平流层征，实时超声下肺滑消失。

**动图 11-4-20　右侧背部扫查**

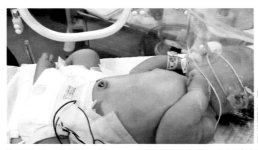

患儿并无明显呼吸困难，甚至不需要吸氧，故未予胸腔穿刺术。

**动图 11-4-21　气胸患儿**

## 二、治疗胸腔积液

严格来说，胸腔积液不属于肺部疾病，但与肺部疾病密切相关；尤其严重的胸腔积液会影响肺脏的通气换气功能和气体交换，导致血流动力学紊乱，从而显著增加胎儿和新生儿死亡率，据报道先天性胸腔积液的病死率高达 43%[11]。在成人重症监护病房内，胸腔积液的发生率可高达 50%~60%[12]；其常见原因包括重症感染、机械通气、低蛋白血症、液量超负荷、心力衰竭及手术等。新生儿胸腔积液相对少见，且多为先天性，其最常见原因是乳糜胸[11, 13~15]。超声监测定位下胸腔穿刺术治疗胸腔积液及其所致压迫性肺不张效果显著，且安全无不良反应[16]。

### （一）穿刺方法

诊断明确后，可置患儿于仰卧、俯卧或侧卧位，也可在助手协助下置患儿于坐位（上半身直立），于液体最深处的肋间隙，沿肋骨上缘进针进行穿刺引流。引流过程中随时超声监测了解积液引流情况，并可根据积液量的变化调整穿刺点。操作过程中注意无菌操作。

### （二）典型病例介绍

患儿，男，胎龄 $38^{+6}$ 周，自然分娩，出生体重 3870 g。出生时无窒息，Apgar 评分 10 分 /1-5-10 分。患儿出生后即呼吸困难并于出生 3 小时入院。体格检查：足月儿外貌，生长发育良好，神志清楚。胸廓饱满，呼吸频率 70~80 次 / 分，轻度三凹征（动图 11-4-22）。入院后肺脏超声检测证实为右侧胸腔大量积液和该侧受压萎缩不张的三叶肺组织，呈实变伴支气管充气征（动图 11-4-23）；左侧胸腔及肺脏未见异常。于是在超声定位引导下行胸腔穿刺引流，抽出淡黄色液体 300 mL 后，复查肺脏超声显示右侧胸腔积液消失，被压缩的肺脏完全复张（图 11-4-24）。胸腔积液经实验室检查证实为积液乳糜胸合并感染。

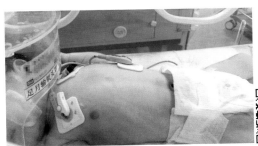

动图 11-4-22  呼吸困难患儿

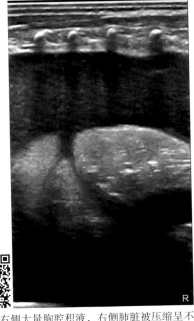
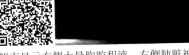
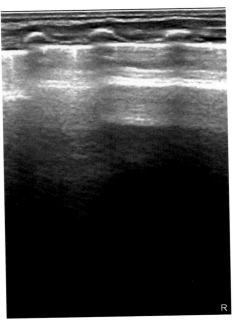

超声显示右侧大量胸腔积液，右侧肺脏被压缩呈不张样改变的三叶肺组织。

动图 11-4-23  胸腔穿刺术前

穿刺后胸腔积液消失，被压缩的肺脏完全复张。

图 11-4-24  胸腔穿刺术后

## 第五节  超声监测指导肺脏疾病的精准护理

护理在新生儿肺部疾病的管理中具有重要作用，是新生儿重症肺部疾病顺利痊愈康复的重要保障。尤其对接受呼吸机治疗的患儿，定时或不定时叩背吸痰是常规操作。然而，这种护理操作存在多方面的问题。首先，可能并非所有操作都是必需的，由于长期以来形成的习惯，到预定扣背时间点时，患儿肺部或气管-支气管内可能并不存在需要帮助吸出的黏稠痰液。此外，即使肺部存在需要帮助处置的黏稠痰液，肺内病变也并非均匀分布在肺野的每一个角落。但为了"彻底"清除肺内可能存在的问题，临床上常常是按照一定操作程序对胸廓的每一部位逐一用适度力量叩击，从而造成了对婴儿的不良刺激，而这种刺激对危重患儿无疑是一种恶性刺激。

但在肺脏超声开展以后，上述问题则迎刃而解。我们在国际上率先开展在肺脏超声监测下可以做到对肺部疾病的"精准护理"，取得显著效果[17]。下面通过几个具体病例，对此予以简要介绍。

病例一：撤机后呼吸困难患儿因重症肺炎给予呼吸机治疗，撤机后不久再次发生呼吸困难。肺脏超声（宽景成像）显示有肺上野且靠近肺尖处累及 2~3 个肋间隙的肺不张（图 11-5-1），考虑为痰液堵塞呼吸道所致。肺脏超声明确病变部位后，先予以雾化，再对该部位进行扣背以刺激痰液排出，然后在喉镜直视下气管内吸出多量黏稠痰液。复查肺脏超声显示肺实变消失。

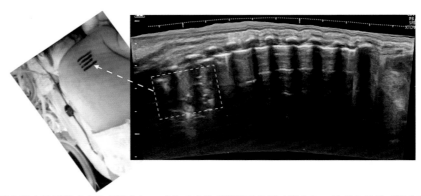

肺脏超声显示右侧上肺不张（白色虚线内），对应于患儿背部所示位置（箭头）。护理上只需对箭头所示部位进行扣背以促进痰液排出。

**图 11-5-1 右侧上肺不张**

病例二：胎龄 30$^{+5}$ 周，自娩，体重 1690 克，因宫内感染致继发性 RDS 入院，入院后相继发生严重弥散性血管内凝血，血浆（凝血）因子 Ⅰ 连续 3 天测不出。出生后 5 天在 CPAP 辅助呼吸下仍呼吸困难明显。肺脏超声检查发现左侧肺脏累及 2 个肋间隙的肺实变和不张（图 11-5-2）。超声诊断明确后予以肺泡灌洗，并直接对具体病变部位扣背以促进痰液和分泌物排出，不但增强了效果，而且大大减少了对婴儿的不良刺激。

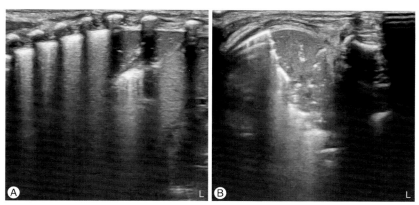

肺脏超声发现左下侧肺累及两个肋间隙的肺实变和不张（A. 探头与肋骨垂直扫查；B. 探头沿肋间隙平行扫查）。护理过程中可准确对具体病变部位进行扣背，减少对婴儿的不良刺激。

图 11-5-2　左下侧肺不张

　　病例三：呼吸困难患儿，需接受 CPAP 治疗（动图 11-5-3）。肺脏超声检查显示左侧肺前胸、腋下和背部除少量 B-线外，未发现其他异常（图 11-5-4）。右侧肺前胸和背部扫查可见少许 B-线，但右侧腋下可见累及 2~3 个肋间隙的实变和不张（图 11-5-5）。于是对该处予以相应处置及给予肺泡灌洗后，复查肺脏超声显示该处肺实变完全消失（图 11-5-6）。

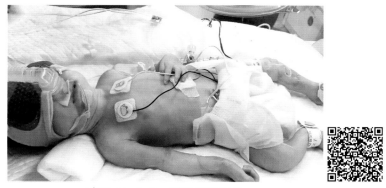

动图 11-5-3　呼吸困难患儿

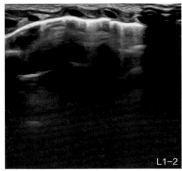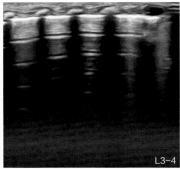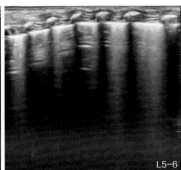

左侧肺背部轻度水肿。

图 11-5-4 灌洗前左侧肺脏

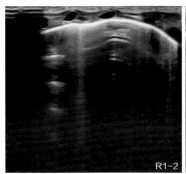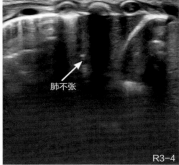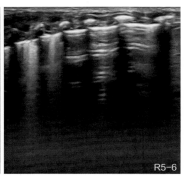

右侧腋下部位肺野累及2~3个肋间隙的肺实变。

图 11-5-5 灌洗前右侧肺脏

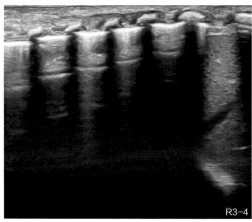

右侧肺腋下部位肺实变完全消失，肺脏完全复张。

图 11-5-6 灌洗后右侧肺脏

## 参考文献

[1] 邱如新, 郭九叶, 刘敬. 超声监测在新生儿肺疾病治疗中的应用 [J]. 中华实用儿科临床杂志, 2019, 34(1): 13-18.

[2] LIU J, REN X L, FU W, et al. Bronchoalveolar lavage for the treatment of neonatal pulmonary atelectasis under lung ultrasound monitoring[J]. The Journal of Maternal-Fetal & Neonatal Medicine, 2017, 30(19): 2362-2366.

[3] QIU R X, REN X L, LIU J, et al. Bronchoalveolar Lavage to treat neonatal meconium aspiration syndrome under monitoring of lung ultrasound based on a prospective case series study[J]. Iran J Pediatr, 2019, 29(4): 90012.

[4] LIU J, ZHAO H R, WEI H L, et al. Efficacy of bronchoalveolar lavage as adjunct therapy in the treatment of neonatal severe pneumonia: a prospective case–control study[J]. Journal of Tropical Pediatrics, 2020, 66 (5): 528-533.

[5] LIU J, XIA R M, REN X L, et al. The new application of point-of-care lung ultrasound in guiding or assisting neonatal severe lung disease treatment based on a case series[J]. The Journal of Maternal-Fetal & Neonatal Medicine, 2020, 33(23): 3907-3915.

[6] 刘敬, 李静雅, 韩涛, 等. 珂立苏治疗足月新生儿呼吸窘迫综合征临床研究 [J]. 中国小儿急救医学, 2014, 21(5): 259-262.

[7] SWEET D G, CARNIELLI V, GREISEN G, et al. European consensus guidelines on the management of respiratory distress syndrome-2016 update[J]. Neonatology, 2017, 111(2): 107-125.

[8] GREENOUGH A. Transient tachypnea of the newborn//GREENOUGH A, MILNER AD. Neonatal respiratory disorder[M]. 2 ed. Londen: CRC Press, 2003: 272-277.

[9] ROCHA G, RODRIGUES M, GUIMARÃES H. Respiratory distress syndrome of the preterm neonate-placenta and necropsy as witnesses[J]. J Matern Fetal Neonatal Med, 2011, 24(1): 148-151.

[10] 邱如新, 刘欣, 王加莉, 等. 国产外源性肺表面活性物质治疗新生儿重症感染性肺炎多中心前瞻性临床研究 [J]. 中国当代儿科杂志, 2019, 21(4): 327-331.

[11] ATTAR M A, DONN S M. Congenital chylothorax[J]. Semin Fetal Neonatal Med, 2017, 22(4): 234-239.

[12] WALDEN A P, JONES Q C, MATSA R, et al. Pleural effusions on the intensive care unit;

hidden morbidity with therapeutic potential[J]. Respirology, 2013, 18(2): 246-254.

[13]　SHIH Y T, SU P H, CHEN J Y, et al. Common etiologies of neonatal pleural effusion[J]. Pediatr Neonatol, 2011, 52(5): 251-255.

[14]　HAINES C, WALSH B, FLETCHER M, et al. Chylothorax development in infants and children in the UK[J]. Arch Dis Child, 2014, 99(8): 724-730.

[15]　TUTOR J D. Chylothorax in infants and children[J]. Pediatrics, 2014, 133(4): 722-733.

[16]　LIU J, REN X L, LI J J. POC-LUS guiding pleural puncture drainage to treat neonatal pulmonary atelectasis caused by congenital massive effusion[J]. J Matern Fetal Neonatal Med 2020, 33(1): 174-176.

[17]　邱如新, 刘欣, 王加莉, 等. 国产外源性肺表面活性物质治疗新生儿重症感染性肺炎多中心前瞻性临床研究. 中国当代儿科杂志, 2019, 21(4): 327-331.

# 12

第十二章

## 肺脏超声在指导危重患儿转运中的应用

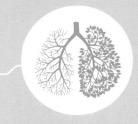

呼吸困难是危重新生儿转诊的主要指征之一，这些呼吸困难的患儿往往需要在转诊前即给予气管插管、补充外源性 PS 及在转诊途中给予呼吸机治疗，以保证患儿在转诊途中的安全。并非所有呼吸困难患儿均需给予外源性 PS 之后或均需在呼吸机辅助呼吸下进行转诊，但按照传统指征却难以准确把握。自 2019 年 5 月起，我们在国际上率先开展了在超声监测下指导危重患儿转诊的工作，经过近 2 年的实践证实效果显著，转诊患儿近千例，无一发生意外。

一、转运超声应用指征

所有需要转诊至其他医院进一步治疗的患儿，均有指征在转诊前接受肺脏超声检查，判断是否存在肺部疾病、疾病性质及程度，以确定在转诊前是否需要气管插管、是否接受外源性 PS，以及在转诊途中是否需要给予呼吸机辅助呼吸（图 12-1）。

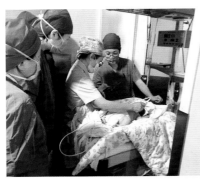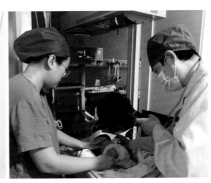

我院转诊医师（穿白色工作服者）到达指定医院后，在患儿病情允许情况或稳定后，实施肺脏超声检查以了解肺部情况。

**图 12-1　转诊前肺脏超声检查**

二、转诊前及转诊途中处置

**（一）湿肺**

如在转诊前，肺脏超声证实呼吸困难患儿为湿肺，则无须补充外源性 PS，亦无须在转诊途中给予呼吸机辅助呼吸（图 12-2）。

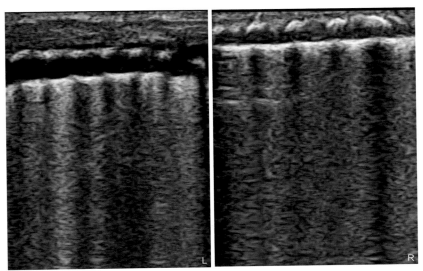

肺脏超声显示患儿双侧肺脏均呈肺间质综合征改变，左侧肺脏同时存在少量胸腔积液，提示该患儿呼吸困难由湿肺引起。根据前面描述的超声指导外源性PS应用指征及呼吸机应用指征，该患儿无须补充外源性PS，也无须给予有创呼吸机治疗。

图 12-2　湿肺

### (二)呼吸窘迫综合征

如在转诊前，肺脏超声证实呼吸困难患儿为 RDS，应在转诊前予以补充外源性 PS，并在转诊途中给予呼吸机辅助呼吸（图 12-3 ）。

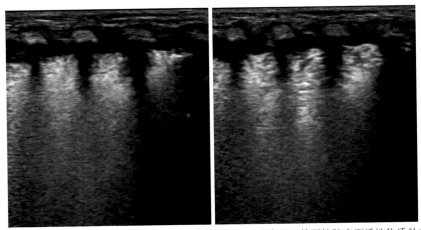

转诊前肺脏超声提示为呼吸窘迫综合征，如家庭经济条件允许，则首先予以外源性肺表面活性物质补充，而后在有创呼吸机支持下实施转运。如家庭经济困难，则可直接在有创呼吸机辅助呼吸下转运。

图 12-3　呼吸窘迫综合征

## （三）肺出血、肺炎、胎粪吸入综合征

如在转诊前，肺脏超声证实呼吸困难患儿为肺出血、重症肺炎或重症 MAS 等疾病，应在转诊前予以气管插管，并在转诊途中给予呼吸机辅助呼吸（图 12-4）。如为轻度肺炎或轻度 MAS，则可不必在有创呼吸机下转运。

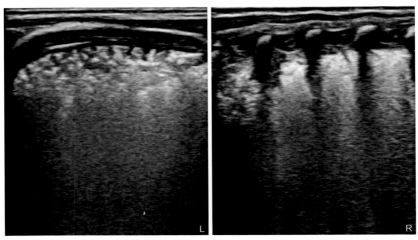

呼吸困难患儿，肺脏超声显示双侧肺脏实变伴支气管充气征和支气管充液征，实变区边缘可见碎片征（右侧肺脏上野实变更为显著）。考虑肺出血，给予气管插管并从插管内吸引出新鲜血性液体。在有创呼吸机辅助通气下实施转运。

### 图 12-4　肺出血

## （四）气胸

气胸也是新生儿转诊的常见原因之一，如果转诊前肺脏超声证实患儿为气胸，则应根据患儿呼吸困难程度及超声监测下胸腔穿刺术治疗气胸的指征首先给予胸腔穿刺术，然后在高频通气下实施转运。

## 参考文献

[1]　REN X L, WANG M, LIU J, et al. The application of point-of-care lung ultrasound in the precise nursing of neonatal severe pneumonia[J]. Chest, 2019, 155 (S4) : 87A.

# 附　录

## 附录一　肺脏超声检查报告模版（参考）

### 一、超声检查所见

胸膜线：存在，光滑、清晰、规则；消失、粗糙、模糊、连续性中断（指出异常的具体部位）。

A-线：存在，光滑、清晰、规则；或未见或消失（指出异常的具体部位）。

B-线、融合 B-线、AIS、致密 B-线或白肺：或未见或可见（指出具体部位）。

肺实变：未见或可见（指出具体部位）。具体描述肺实变的特征，如磨玻璃征样肺实变、雪花征肺实变或肺实变伴支气管充气征（充液征），指出局限于胸膜下或累及几个肋间隙，实变区边界规则或呈锯齿状，实变区边缘可见（未见）碎片征。

胸腔积液：未见或可见（指出具体部位）。

实时超声：肺滑存在或消失，可见（未见）肺点、可见（未见）肺搏动或动态支气管充气征（充液征）。

M 型超声（必要时）：呈沙滩征或平流层征，可见（未见）肺点。

### 二、超声提示

符合 __ 的超声影像学特点。

# 附录二 新生儿肺脏超声相关指南

1. 新生儿肺脏疾病超声诊断指南 [J]. 中华实用儿科临床杂志 , 2018, 33(14): 1057-1064.

2. 感染性肺炎超声诊断专家建议 [J/OL]. 中华医学超声杂志 ( 电子版 ), 2020, 17(3): 244-250. DOI:10.3877/cma.j.issn.1672-6448.2020.03.007.

3. 新生儿呼吸窘迫综合征超声诊断与分度专家共识 [J]. 中国小儿急救医学 , 2021, 28(7): 545-551.

4. Protocol and guidelines for point-of-care lung ultrasound in diagnosing neonatal pulmonary diseases based on international expert consensus[J/OL]. J Vis Exp, 2019, 145(3): e58990. DOI:10.3791/58990.

5. International expert consensus and recommendations for neonatal pneumothorax ultrasound diagnosis and ultrasound-guided thoracentesis procedure[J/OL]. J Vis Exp, 2020, 157(3): e60836. DOI:10.3791/60836.

6. Specification and guideline for technical aspects and scanning parameter settings of neonatal lung ultrasound examination[J/OL]. J Matern Fetal Neonatal Med, 2021:1-14.DOI：10.1080/14767058.2021.1940943.

7. Guidelines for the use of lung ultrasound to optimise the management of neonatal respiratory distress: international expert consensus[J]. BMC Medicine, 2025, 23(1): 1-15. DOI: 10.1186/s12916-025-03879-5.

# 本书配套视频获取方法

1. 刮开封底涂层获得观看视频唯一码。

2. 微信扫描右侧二维码进入视频。

3. 根据下图指引依次操作，输入"优

   惠码序列号"。

4. 点击"兑换并参加"后，即可观看。

新生儿肺脏超声检查操作规范
—《新生儿肺脏超声临床培训教程》配套教材

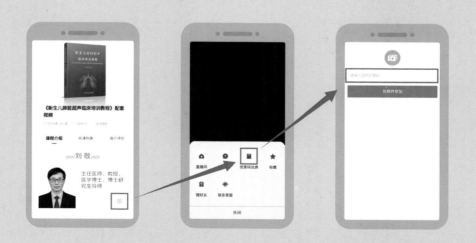